Susanne Steinke, Tina Ohnesorge,
Grita Schedlbauer, Anja Schablon

Die betriebsärztliche und sicherheitstechnische Betreuung in Klein- und Mittelbetrieben der Berufsgenossenschaft für Gesundheitsdienst und Wohlfahrtspflege (BGW) in Hamburg

Eine Pilotstudie

Susanne Steinke, Tina Ohnesorge,
Grita Schedlbauer, Anja Schablon

Die betriebsärztliche und sicherheitstechnische Betreuung in Klein- und Mittelbetrieben der Berufsgenossenschaft für Gesundheitsdienst und Wohlfahrtspflege (BGW) in Hamburg

Eine Pilotstudie

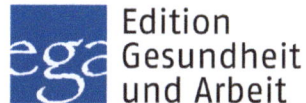

Edition Gesundheit und Arbeit

© 2017
Edition Gesundheit und Arbeit,
Schriftenreihe des CVcare, Band 6

*Die betriebsärztliche und sicherheitstechnische
Betreuung in Klein- und Mittelbetrieben der
Berufsgenossenschaft für Gesundheitsdienst
und Wohlfahrtspflege (BGW) in Hamburg*
Eine Pilotstudie

Universitätsklinikum Hamburg-Eppendorf (UKE),
CVcare | Bethanien-Höfe Eppendorf
Martinistraße 52, 20246 Hamburg
www.uke.de

Herausgeber
Prof. Dr. med. Albert Nienhaus
a.nienhaus@uke.de

Autoren
S. Steinke, T. Ohnesorge,
Dr. G. Schedlbauer, Dr. A. Schablon

Redaktion
Elisabeth Muth

Gestaltung
Ethel Knop, Hamburg

Verlag
tredition GmbH, Hamburg
ISBN: 978-3-7323-8377-1

Printed in Germany

Bibliografische Information der Deutschen Nationalbibliothek
Die Deutsche Nationalbibliothek verzeichnet diese Publikation in der Deutschen Nationalbibliografie; detaillierte bibliografische Daten sind im Internet über http://dnb.d-nb.de abrufbar.

Inhaltsverzeichnis

Vorwort Herausgeber

Die Edition Gesundheit und Arbeit (EGA) ist eine Schriftenreihe des Competenz-Zentrums für Epidemiologie und Versorgungsforschung bei Pflegeberufen (CVcare) am Universitätsklinikum Hamburg-Eppendorf (UKE).

Mit der EGA soll die Diskussion im deutschsprachigen Raum über effektive und effiziente Wege zur Verbesserung des Gesundheitsschutzes, der betrieblichen Gesundheitsförderung sowie des betrieblichen Gesundheitsmanagements unter besonderer Berücksichtigung der betrieblichen Wiedereingliederung sowie der Rehabilitation gefördert werden. Die EGA ist eine Plattform für interdisziplinäre Beiträge aus der arbeitsweltbezogenen Gesundheitsforschung. Die Disziplinen Psychologie, Arbeitsmedizin, Gesundheitswissenschaften, Gesundheitsökonomie, Rehabilitations- und Versorgungsforschung sollen damit näher zusammengeführt und zum gegenseitigen Austausch angeregt werden.

Das Competenzzentrum für Versorgungsforschung bei Pflegeberufen (CVcare) ist eine universitäre Forschungseinrichtung am UKE, deren Grundfinanzierung durch eine Stiftung der Berufsgenossenschaft für Gesundheitsdienst und Wohlfahrtspflege (BGW) sichergestellt wird. Das CVcare kooperiert daher eng mit der BGW und hier insbesondere mit deren Forschungsbereich Grundlagen der Prävention und Rehabilitation (GPR).

Das CVcare stellt epidemiologische Daten zur Arbeits- und Gesundheitssituation von Pflegekräften und anderen Beschäftigten im Gesundheitswesen und in der Wohlfahrtspflege zur Verfügung. Angebote zur arbeitsweltbezogenen Gesundheitsförderung, Prävention und Rehabilitation werden unter besonderer Berücksichtigung des demografischen Wandels im Sinne der Versorgungsforschung überprüft. In praxisorientierten Projekten werden Vorschläge zur eventuellen Verbesserung dieser Angebote entwickelt.

Schwerpunktthemen des CVcare sind die Arbeitssituation älterer Beschäftigter in der Pflege, arbeitsbedingte Beschwerden des Bewegungsapparates (MSB), Infektionsrisiken mit den Schwerpunkten Tuberkulose und multiresistente Erreger (MRE), psychosoziale Belastungen am Arbeitsplatz mit dem besonderen Schwerpunkt Gewalt am Arbeitsplatz sowie die Evaluation der Rehabilitationsleistungen der BGW und anderer Träger der gesetzlichen Unfallversicherung (GUV).

Der sechste Band der Edition Arbeit und Gesundheit (EGA) beinhaltet eine Befragung von Betrieben in Hamburg zur arbeitsmedizinischen und arbeitssicherheitstechnischen Betreuung von Kleinbetrieben. Dabei zeigt sich, dass Kleinbetriebe bisher nur selten von Betriebsärzten betreut werden. Angesichts des in Zukunft erwarteten Mangels an Arbeitsmedizinern ist es auch fraglich, ob eine flächendeckende Betreuung überhaupt möglich ist. Die hier vorgelegte Arbeit will daher dazu anregen, über alternative Formen der Umsetzung der Anforderungen des Arbeitssicherheitsgesetzes nachzudenken.

Hamburg, im Dezember 2016   Prof. Dr. med. Albert Nienhaus

1 Einleitung

Im Zuständigkeitsbereich der Berufsgenossenschaft für Gesundheitsdienst und Wohlfahrtspflege (BGW), dem Unfallversicherungsträger der Gesundheitsbranchen, ereigneten sich im Jahr 2014 mehr als 100.000 meldepflichtige Arbeits- und Wegeunfälle. Rund 72.000 der Unfälle waren Arbeitsunfälle (DGUV, o.J.a, S. 22). Betroffen sind vorwiegend Beschäftige aus kleinen und mittelgroßen Betrieben. Diese Betriebsgrößen stellen 97% der versicherten Unternehmen dar (vgl. ebd. S. 14). Für die Unternehmen entstehen in Folge von Arbeitsunfällen Kosten durch Entgeltfortzahlungen oder den Produktionsausfall. Die Ausfallzeiten durch Arbeitsunfälle sind in kleinen Betrieben höher als in Großbetrieben (BAUA, 2011, S. 8). Trotzdem hat der Arbeitsschutz in kleineren Betrieben häufig nur einen geringen Stellenwert (vgl. ebd. S. 9).

Die gesetzliche Unfallversicherung hat vom Gesetzgeber einen Präventionsauftrag und damit die Aufgabe, Unternehmerinnen und Unternehmer im Bereich der Arbeitssicherheit und des Gesundheitsschutzes zu unterstützen (BMJV, o.J.c). Die Umsetzung des Präventionsauftrages in kleinen und mittelgroßen Betrieben ist somit eine Kernaufgabe der BGW. Die Beratung von Unternehmen in Fragen der Sicherheit und der Gesundheit steht dabei im Mittelpunkt. Die Unfallversicherungsträger halten Maßnahmen zur Prävention in Unfallverhütungsvorschriften fest. Im Januar 2011 wurde eine neue Unfallverhütungsvorschrift veröffentlicht. Die Unfallverhütungsschrift „Betriebsärzte und Fachkräfte für Arbeitssicherheit", im folgenden DGUV Vorschrift 2 genannt, stellt ein Regelwerk zum Arbeitsschutz dar (DGUV, 2010, S. 9). Sie konkretisiert die Vorschriften des Arbeitssicherheitsgesetzes (vgl. ebd. S. 6). Die Sicherheit und Gesundheit Beschäftigter soll durch die betriebsärztliche und sicherheitstechnische Betreuung der Betriebe gestärkt werden. Zur Umsetzung der DGUV-Vorschrift 2 werden verschiedene Betreuungsmodelle angeboten.

In der vorliegenden Querschnittstudie wird im Rahmen strukturierter Interviews untersucht, inwieweit die gesetzlichen Vorgaben der DGUV-Vorschrift 2 in kleinen und mittelgroßen Betrieben ausgewählter Branchen der BGW umgesetzt werden. Die Studie soll einen Einblick geben, welche Einflussfaktoren die Umsetzung der Betreuungsmodelle begünstigen oder behindern können. Mögliche Problemfelder der Umsetzung sollen identifiziert werden. Sie können Hinweise geben, an welchen Stellen Unterstützungs- und Beratungsbedarf besteht. Im Folgenden werden der

Studienhintergrund und die Fragestellung erläutert. Anschließend wird das methodische Vorgehen beschrieben. Es folgen die Darstellung der Ergebnisse und die Diskussion. Ein Fazit schließt den Bericht ab.

2 Hintergrund

In diesem Kapitel werden zunächst die gesetzlichen Grundlagen des Arbeitsschutzes[1] vorgestellt. Es wird auf die Umsetzung des Arbeitssicherheitsgesetzes durch die Unfallversicherungsträger eingegangen und die Betreuungsmodelle der DGUV-Vorschrift 2 dargestellt. Mögliche Barrieren einer Umsetzung der DGUV-Vorschrift 2 werden beschrieben. Abschließend werden die Zielsetzung und die Fragenstellungen der Studie erläutert.

2.1 Gesetzliche Grundlagen des Arbeitsschutzes

Eine Vielzahl an Gesetzen und Verordnungen schaffen in Deutschland die rechtlichen Rahmenbedingungen des Arbeitsschutzes. Es besteht ein duales System des Arbeitsschutzes, das zwischen dem staatlichen Arbeitsschutzrecht und dem autonomen Arbeitsschutzrecht der Unfallversicherungsträger unterscheidet (Schwede, 2015, S. 55). Auf staatlicher Seite obliegt den Gewerbeaufsichtsämtern die Kontrolle der Umsetzung und Einhaltung von Vorschriften, auf Seiten der Berufsgenossenschaften dem technischen Aufsichtsdienst. Wichtige Gesetze des staatlichen Arbeitsschutzrechtes sind das Arbeitsschutzgesetz (ArbSchG) und das Arbeitssicherheitsgesetz (ASiG). Im siebten Sozialgesetzbuch (SGB) ist das Unfallversicherungsrecht niedergeschrieben.

Seit der Einführung im Jahre 1996 bildet das Arbeitsschutzgesetz die Grundlage des gesetzlichen Arbeitsschutzes in Deutschland (Meinel, 2015, S. 7). Es regelt die entscheidenden Arbeitsschutzpflichten der Arbeitgeberinnen und Arbeitgeber, die Pflichten und Rechte der Beschäftigten sowie die Überwachung der Vorgaben (BMJV, o.J.a). Das Gesetz verpflichtet Unternehmerinnen und Unternehmer Maßnahmen des Arbeitsschutzes umzusetzen, um die Sicherheit und Gesundheit der Beschäftigten zu sichern und zu verbessern. Die Ableitung der Maßnahmen soll durch tätigkeits- oder arbeitsplatzbezogene Gefährdungsbeurteilungen (GFB) erfolgen. Die umgesetzten Maßnahmen sind regelmäßig auf ihre Wirksamkeit zu überprüfen und gegebenenfalls anzupassen. Dadurch soll ein kontinuierlicher Verbesserungsprozess des betrieblichen Arbeitsschutzes gewährleistet werden.

---

[1] Der Begriff „Arbeitsschutz" wird im Sinne von Arbeitssicherheit und Gesundheitsschutz verwendet (vgl.Arbeitsschutzgesetz §1, (BMJV, o.J.a)).

Die Gefährdungsbeurteilung bildet damit ein Basiselement des Arbeitsschutzes. Geeignete Mittel zum Arbeitsschutz sind von den Unternehmerinnen und Unternehmern zur Verfügung zu stellen, die Kosten dafür dürfen nicht den Beschäftigten auferlegt werden (vgl. ebd.).

Das Arbeitssicherheitsgesetz wurde im Jahre 1973 eingeführt. Es verpflichtet Arbeitgeberinnen und Arbeitgeber sich bei der Umsetzung des betrieblichen Arbeitsschutzes durch Betriebsärztinnen und Betriebsärzte sowie durch Fachkräfte für Arbeitssicherheit beraten zu lassen (BMJV, o.J.b). Dadurch soll gewährleistet werden, dass Vorschriften den Betriebsverhältnissen entsprechend angewandt werden, dass gesicherte arbeitsmedizinische und sicherheitstechnische Erkenntnisse umgesetzt werden und Maßnahmen des Arbeitsschutzes einen hohen Wirkungsgrad erreichen. Das Gesetz regelt die Bestellung und den Aufgabenbereich der beiden Berufsgruppen, macht Vorgaben zu deren Zusammenarbeit sowie zur Zusammenarbeit mit Gremien des Unternehmens (vgl. ebd.). Die Unternehmerinnen und Unternehmern sind verpflichtet beiden Berufsgruppen die benötigten Mittel und Fortbildungen zur Erfüllung der übertragenen Aufgaben bereitzustellen und deren Umsetzung zu kontrollieren.

Das siebte Sozialgesetzbuch bildet die Rechtsgrundlage der gesetzlichen Unfallversicherung in Deutschland. Hier sind Regelungen zur Verhütung und finanziellen Entschädigung von Arbeitsunfällen und Berufskrankheiten festgeschrieben, zur Rehabilitation von Versicherten sowie zur Organisation der Unfallversicherungsträger (BMJV, o.J.c).

Die Unfallversicherungsträger haben vom Gesetzgeber einen Präventionsauftrag. Arbeitsunfälle und Berufskrankheiten sowie arbeitsbedingte Gesundheitsgefahren sollen mit allen geeignete Mitteln verhütet werden (SGB 7 § 1). Paragraph 15 ermöglicht eine autonome Gesetzgebung. Die Unfallversicherungsträger (UV-Träger) sind berechtigt zur Umsetzung der Ziele Unfallverhütungsvorschriften zu erlassen (SGB 7 § 15). Unternehmerinnen und Unternehmer sind verpflichtet diese Vorschriften umzusetzen. Der UV-Träger soll die Umsetzung überwachen und beratend unterstützen (SGB7 § 17).

Im Januar 2011 wurde eine neue Unfallverhütungsvorschrift veröffentlicht. Die Unfallverhütungsschrift „Betriebsärzte und Fachkräfte für Arbeitssicherheit", im folgenden DGUV Vorschrift 2 genannt, stellt ein Regelwerk zum Arbeitsschutz dar. Die DGUV Vorschrift 2 konkretisiert die Vorschriften des Arbeitssicherheitsgesetzes für alle Betriebe, Bildungseinrichtungen sowie für die öffentlichen Verwaltungen (DGUV, 2010). Die Sicherheit und Gesundheit Beschäftigter soll durch die betriebsärztliche und sicherheitstechnische Betreuung der Betriebe gestärkt werden (vgl. ebd.). Die Umsetzung der DGUV-Vorschrift 2 in kleinen und mittelgroßen Betrieben der Gesundheitsbranchen steht im Mittelpunkt der vorliegenden Studie.

2.2 Die Umsetzung des Arbeitssicherheitsgesetzes

Zu den Trägern der Unfallversicherung in Deutschland gehören die landwirtschaftlichen und gewerblichen Berufsgenossenschaften sowie die Unfallkassen der öffentlichen Hand. Die gewerblichen Berufsgenossenschaften und die Unfallkassen haben sich 2007 zum Spitzenverband der Deutschen Gesetzlichen Unfallversicherung (DGUV) zusammengeschlossen (DGUV, o.J.b). Die Mitwirkung beim Erlass von Unfallverhütungsvorschriften zählt zu ihren Aufgabenfeldern (DGUV, o.J.c).

Die Umsetzung der gesetzlichen Regelungen des Arbeitssicherheitsgesetzes erfolgte bis zum Zusammenschluss zur DGUV im Jahre 2007 durch die Träger der gesetzlichen Unfallversicherung in Form von Unfallverhütungsvorschriften (DGUV, 2010, S. 13). Diese wurden unabhängig voneinander erlassen, so dass zwischen unterschiedlichen UV-Trägern keine brancheneinheitliche Umsetzung erfolgte (vgl. ebd.). Mit der Fusion zur DGUV erfolgte die Vereinheitlichung dieser Unfallverhütungsvorschriften zur DGUV-Vorschrift 2. Sie legt Maßnahmen fest, die der Unternehmer umzusetzen hat, um seine Verpflichtungen aus dem Arbeitssicherheitsgesetz zu erfüllen.

Die Berufsgenossenschaft für Gesundheitsdienst und Wohlfahrtspflege (BGW) versichert alle nichtstaatlichen Einrichtungen des Gesundheitsdienstes und der Wohlfahrtspflege. Insgesamt werden etwa 630.000 Unternehmen mit knapp acht Millionen Versicherten betreut (BGW, o.J.a). Bei rund 90% der versicherten Unternehmen handelt es sich um Kleinbetriebe mit höchstens neun Vollzeitbeschäftigten. Weitere 7% der versicherten Unternehmen sind mittelgroße Betriebe mit höchstens 49 Beschäftigten (DGUV, o.J.a, S. 14). Die Unternehmen sind 15 Branchen zugeordnet, dazu gehören die Branchen Humanmedizin, Tiermedizin, Pflege, Kinderbetreuung oder Beauty- und Wellness (BGW, o.J.a).

Die Beiträge werden, wie in allen Berufsgenossenschaften, allein durch die Arbeitgeberinnen und Arbeitgeber finanziert. Die BGW erwirtschaftet keine Gewinne, entstandene Kosten werden umgelegt und die Beiträge entsprechend rückwirkend für das abgelaufene Kalenderjahr berechnet (BGW, o.J.c). Die Höhe des Beitrags hängt zudem vom Unfallrisiko des Unternehmens ab. Dieses wird durch den Gefahrentarif bewertet (BGW, o.J.d).

Die Prävention von Arbeitsunfällen, Berufskrankheiten und arbeitsbedingten Gesundheitsgefahren wird als vorrangiges Aufgabenfeld beschrieben. Im Schadensfall stehen eine optimale medizinische Behandlung, angemessene Entschädigung und die berufliche und gesellschaftliche Teilhabe im Mittelpunkt (BGW, o.J.a).

Aufgaben und Zuständigkeiten sind in der Satzung der BGW zusammengefasst. Die Satzung legt in § 43 fest, dass die BGW die Umsetzung der arbeitsmedizinischen und sicherheitstechnischen Betreuung gewährleistet (BGW, 2015a). Die Unternehmer sollen beraten und getroffene Maßnahmen überwacht werden. Die BGW ist berechtigt einen Nachweis über die arbeitsmedizinische und sicherheitstechnische Betreuung von den versicherten Unternehmen zu fordern. Bei Verweigerung der Auskunft oder Umsetzung können Zwangsmaßnahmen ergriffen werden (vgl. ebd.). Als Maßnahme zur Überwachung versendet die BGW jedes Jahr an eine Stichprobe von Unternehmen ein Anschreiben zum Nachweis der betriebsärztlichen und sicherheitstechnischen Betreuung. Bei fehlendem Nachweis erfolgt im Rahmen von Einzelanordnungsverfahren der Hinweis auf die Betreuungspflicht.

2.3 Die DGUV Vorschrift 2

Die DGUV Vorschrift 2 stellt einen bedarfsorientierten Arbeitsschutz in den Mittelpunkt, basierend auf den im jeweiligen Betrieb vorhandenen Arbeitsbedingungen und Gefährdungen (DGUV, 2010, S. 10). Die Umsetzung der Vorschrift kann für Kleinbetriebe und mittelgroße Betriebe durch unterschiedliche Betreuungsmodelle erfolgen. Diese ermöglichen den Unternehmerinnen und Unternehmern einen erweiterten Handlungsspielraum zur Gestaltung der arbeitsmedizinischen und sicherheitstechnischen Betreuung. Einhergehend mit einer erhöhten Eigenverantwortung soll die Motivation gesteigert werden, sich mit der Gesundheit und Sicherheit im Betrieb zu beschäftigen (vgl. ebd.).

Verschiedene Begrifflichkeiten sind zum Verständnis der Betreuungsmodelle von Bedeutung. Als Betrieb gilt nach der DGUV-Vorschrift 2 eine geschlossene Einheit, die organisatorisch eigenständig ist und Entscheidungscharakteristik aufweist (DGUV, 2010, S. 24). Als Kleinbetriebe werden Unternehmen mit bis zu zehn Vollzeitbeschäftigten[2] bezeichnet (BGW, 2014, S. 7). Mittelgroße Betriebe sind Unternehmen mit mindestens elf Vollzeitbeschäftigten und maximal 50 Beschäftigen insgesamt (DGUV, 2010, S. 53).

2.3.1 Die Betreuungsmodelle

Die DGUV-Vorschrift 2 unterscheidet zwischen der Regelbetreuung und der alternativen, bedarfsorientierten Betreuung. Kleine und mittlere Unternehmen können grundsätzlich zwischen diesen beiden Betreuungsmodellen wählen.

Die Regelbetreuung besteht aus der Grundbetreuung und der anlassbezogenen Betreuung für Kleinunternehmen, beziehungsweise der betriebsspezifischen Betreuung für mittlere Unternehmen. Die Aufgaben der Grundbetreuung umfassen die Unterstützung von Maßnahmen zum Arbeitsschutz. Im Vordergrund steht die Unterstützung bei der Erstellung und Aktualisierung der Gefährdungsbeurteilung. Weitere Aufgabenfelder beinhalten die Unterstützung bei grundlegenden Maßnahmen der Arbeitsgestaltung in den Bereichen Verhaltens- und Verhältnisprävention, die Integration des Arbeitsschutzes in die Unternehmensführung oder die Untersuchung von Ereignissen, wie Unfällen, Berufskrankheiten und arbeitsbedingten Erkrankungen (BGW, 2015b).

Der Betreuungsumfang der Grundbetreuung basiert auf den in der DGUV-Vorschrift 2 benannten drei Betreuungsgruppen und ist abhängig von den Gefährdungen im Unternehmen (BGW, 2015b). Der Gruppe 1 sind die Unternehmen mit dem größten Gefährdungspotenzial zugeordnet, der Gruppe 3 Unternehmen mit dem geringsten Gefährdungspotenzial (DGUV, 2010, S. 25). Über die jeweilige Betriebsart ist jedes Unternehmen einer Betreuungsgruppe zuzuordnen. Somit ist gewährleistet, dass für gleichartige Unternehmen, die bei verschiedenen UV-Trägern versichert sind, dieselben Anforderungen an die Betreuung bestehen.

---

[2] Beschäftigte, die weniger als 20 Stunden wöchentlich arbeiten, zählen als 0,5 Beschäftigte. Beschäftigte, die nicht mehr als 30 Wochenstunden arbeiten, zählen als 0,75 Beschäftigte (DGUV, 2010, S. 8).

Als Zeitspanne für die Betreuung ist vorgegeben, dass sich Unternehmen der Betreuungsgruppe 1 einmal im Jahr betreuen lassen müssen, Unternehmen der Betreuungsgruppe 2 alle drei Jahre und Unternehmen der Betreuungsgruppe 3 alle fünf Jahre (DGUV, 2010, S. 51).

Für Kleinbetriebe sind keine Einsatzzeiten für die betriebsärztliche und sicherheitstechnische Betreuung vorgegeben. Für mittelgroße Unternehmen sind diese pro Beschäftigtem auf ein Jahr bezogen zu berechnen (vgl. ebd. S. 16). Unternehmen der Betreuungsgruppe 1 müssen sich 2,5 Stunden pro Beschäftigtem im Jahr betreuen lassen, für Unternehmen der Betreuungsgruppe 2 sind 1,5 Stunden vorgesehen, für Unternehmen der Betreuungsgruppe 3 sind es 0,5 Stunden. Die Einsatzzeit ist zwischen dem Betriebsarzt und der Fachkraft für Arbeitssicherheit aufzuteilen. Beide haben mindestens einen Anteil von 20%, und mindestens 0,2 Stunden pro Jahr und Beschäftigtem zu leisten (vgl. ebd. S. 26).

Ergänzend zur Grundbetreuung sind Unternehmerinnen und Unternehmer von Kleinbetrieben bei besonderen Anlässen verpflichtet, sich zum Thema Arbeitsschutz beraten zu lassen. Eingeschlossen sind technische und organisatorische Veränderungen. Weitere Anlässe beziehen sich auf die Gesundheit der Beschäftigten und den Umgang mit Gefahrenstoffen (BGW, 2015b, S. 12). Abbildung 1 gibt einen Überblick zur Regelbetreuung für Unternehmen mit bis zu zehn Beschäftigten.

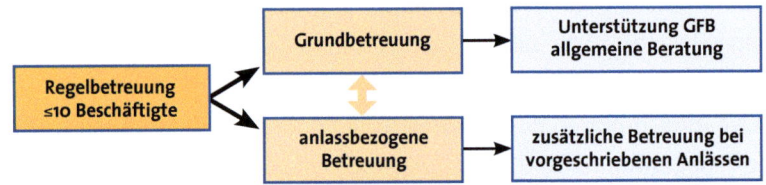

Abbildung 1 Die Regelbetreuung für Unternehmen mit bis zu zehn Beschäftigten (GFB=Gefährdungsbeurteilung) (*Eigene Darstellung*)

In mittelgroßen Unternehmen wird die Grundbetreuung durch die betriebsspezifische Betreuung ergänzt. Der Bedarf an betriebsspezifischer betriebsärztlicher und sicherheitstechnischer Betreuung ist vom Unternehmer nach den speziellen Erfordernissen seines Betriebes zu ermitteln. Zu den Aufgabenfeldern gehören die regelmäßige Begutachtung betriebsspezifischer Unfall- und Gesundheitsgefahren,

die Begleitung betrieblicher Veränderungen von Arbeitsbedingungen und Arbeits-
organisation sowie betriebliche Aktionen, Programme und Maßnahmen. Abbildung 2 gibt einen Überblick zur Regelbetreuung für Unternehmen mit 11–50 Beschäftigten.

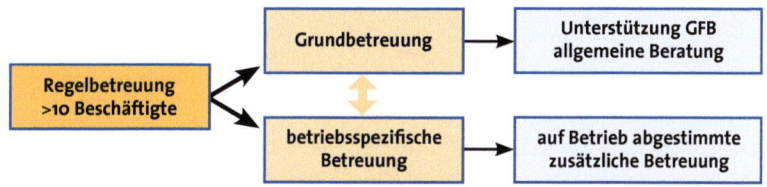

Abbildung 2 Die Regelbetreuung für Unternehmen mit 11–50 Beschäftigten
(GFB=Gefährdungsbeurteilung) (*Eigene Darstellung*)

Das alternative Betreuungsmodell, auch Unternehmermodell genannt, ist mit
einer erhöhten Eigenverantwortung des Unternehmers verbunden (DGUV, 2010,
S. 52). Eine Voraussetzung für diese Betreuungsform ist, dass der Unternehmer aktiv im Betriebsgeschehen eingebunden sein muss. Daher legt die DGUV-
Vorschrift 2 für das Betreuungsmodel eine obere Grenze von maximal 50 Beschäftigten fest. Bis zu dieser Betriebsgröße arbeitet der Unternehmer meist selbst
mit und kennt die Arbeitsplätze hinsichtlich der Anforderungen an den Arbeitsschutz (vgl. ebd. S. 53).

Motivations-, Informations- und Fortbildungsmaßnahmen durch den UV-
Träger sollen dazu beitragen, dass Unternehmerinnen und Unternehmer ein
Problembewusstsein für den Arbeitsschutz entwickeln, Beratungsbedarf im
Unternehmen identifizieren können und befähigt werden, erforderliche Maß-
nahmen umzusetzen. Die Fortbildungsmaßnahmen sind von Unternehmern der
Betreuungsgruppe 1 alle drei Jahre, der Betreuungsgruppe 2 und 3 alle fünf Jahre
zu absolvieren (vgl. ebd.). Einen ergänzenden Baustein bildet die bedarfsorientierte
Betreuung. Auf Basis der Gefährdungsbeurteilung werden branchenspezifische
Beratungsanlässe definiert, die Unternehmerinnen und Unternehmer entscheiden
über den Umfang der externen Betreuung (vgl. ebd. S. 54).

Den dritten Baustein bildet die anlassbezogene Betreuung, entsprechend der
Vorgaben für die Regelbetreuung (s. S. 9). Als Vorteile des Models werden mehr
Flexibilität und weniger Kosten beschrieben (BG Bau, 2011). Abbildung 3 zeigt die
Bausteine der Alternativ-Betreuung für Kleinbetriebe und mittelgroße Betriebe.

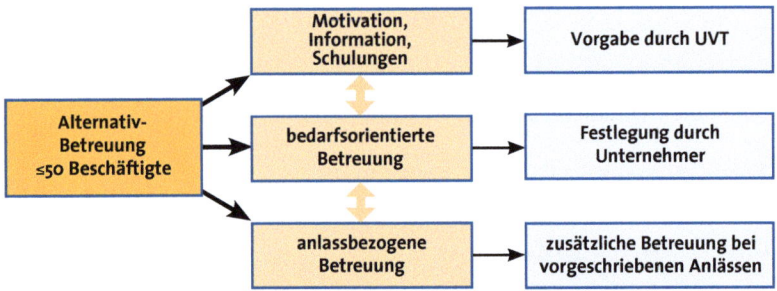

Abbildung 3 Die Alternativ-Betreuung für Unternehmen mit bis zu 50 Beschäftigten (UVT=Unfallversicherungsträger) (*Eigene Darstellung*)

2.3.2 Die Umsetzung der DGUV Vorschrift 2 – Beteiligte Berufsgruppen

An der Umsetzung der Vorgaben aus der DGUV Vorschrift 2 sind verschiedene Berufsgruppen beteiligt. Für die Unternehmensbetreuung müssen eine Betriebsärztin oder ein Betriebsarzt sowie eine Fachkraft für Arbeitssicherheit bestellt werden. Die DGUV Vorschrift legt die entsprechende Fachkunde und die Aufgabenfelder fest (BGW, 2015b, S. 8).

Betriebsärztinnen und Betriebsärzte müssen die Gebietsbezeichnung „Arbeitsmedizin" oder die Zusatzbezeichnung „Betriebsmedizin" führen (vgl. ebd.). Als Fachkraft für Arbeitssicherheit kann ein Sicherheitsingenieur, ein Sicherheitsmeister oder ein Sicherheitstechniker tätig sein.

Die Aufgabenfelder überschneiden sich in vielen Bereichen, entsprechend wichtig ist die Zusammenarbeit beider Berufsgruppen. Unternehmerinnen und Unternehmer sollen bei der Gefährdungsbeurteilung unterstützt werden, bei Maßnahmen der Verhaltens- und Verhältnisprävention sowie bei der Integration des Arbeitsschutzes in die Organisation und die Führungstätigkeit. Zu den gemeinsamen Aufgaben zählt weiterhin die Begehung der Arbeitsstätten, die Belehrung über Unfall- und Gesundheitsgefahren, die Zusammenarbeit mit der betrieblichen Interessenvertretung und die Mitarbeit im Arbeitsschutzausschuss.

Die Organisation der Ersten Hilfe, die Beratung und Untersuchung der Beschäftigten und die Untersuchung von arbeitsbedingten Erkrankungen fällt in den Aufgabenbereich der Betriebsärztinnen und Betriebsärzte. Die Fachkraft für Arbeitssicherheit hat die Aufgabe die Arbeitsplätze zu gestalten, die Betriebsanlagen und die Arbeitsmittel zu prüfen sowie Unfälle zu untersuchen (vgl. ebd.).

Werden regelmäßig mehr als 20 Vollzeitkräfte beschäftigt, sind Sicherheitsbeauftragte zu ernennen (BMJV, o.J.c, S. § 22). Als Sicherheitsbeauftragte sollen Beschäftigte aus dem Unternehmen die Unternehmerinnen und Unternehmer bei Maßnahmen zur Verhütung von Arbeitsunfällen und Berufskrankheiten unterstützen. Sie stehen als Ansprechperson für Kolleginnen und Kollegen zur Verfügung, haben aber diesen gegenüber keine Weisungsbefugnis (vgl. ebd.).

In Unternehmen mit mehr als 20 Beschäftigten ist ein Arbeitsschutzausschuss zu bilden (BGW, 2015b). Dieser setzt sich aus dem Unternehmer oder einem Vertreter, zwei Mitgliedern der betrieblichen Interessenvertretung, dem Betriebsarzt, der Fachkraft für Arbeitssicherheit und dem Sicherheitsbeauftragten zusammen. Mindestens vierteljährlich sollen sie sich zu Themen des Arbeitsschutzes beraten (vgl. ebd.). Damit haben die betrieblichen Interessenvertretungen ein Mitwirkungsrecht im Arbeitsschutz (DGUV, 2010, S. 18).

2.4 Barrieren einer Umsetzung der DGUV Vorschrift 2

In kleinen und mittelgroßen Unternehmen sind häufiger Arbeitsunfälle zu verzeichnen als in großen Unternehmen mit mehr als 50 Beschäftigten (BAUA, 2011, S. 8). Der Ausfall Beschäftigter aufgrund von Arbeitsunfähigkeit kann den wirtschaftlichen Erfolg direkt beeinflussen, da kleine Unternehmen vermehrt auf die Anwesenheit, das Engagement und die Kompetenz ihrer Beschäftigten angewiesen sind (Bauer & Engeldinger, 2003, S. 15). Trotzdem hat der Arbeitsschutz im Vergleich zu größeren Unternehmen häufig einen geringeren Stellenwert. In kleinen Unternehmen sind die Führungskräfte vermehrt in das Tagesgeschäft eingebunden und müssen zahlreiche Managementfunktionen erfüllen. Unterstützende Stabsfunktionen zur Umsetzung des Arbeitsschutzes fehlen, der finanzielle Spielraum ist geringer (vgl. ebd. S. 9). Eine unsystematische Informationsbeschaffung, mangelhafte Kenntnis über neue rechtliche Regelungen zum Arbeitsschutz und eingeschränkte praktische Erfahrung in der Umsetzung rechtlicher Regelwerke stellen weitere Barrieren dar (vgl. ebd., S. 25). Entsprechend kann die Umsetzung der Vorgaben des Arbeitssicherheitsgesetzes und der DGUV Vorschrift 2 in Klein- und Mittelbetrieben mit Schwierigkeiten verbunden sein.

Eine fehlende oder unzureichende Unternehmensbetreuung nach der DGUV Vorschrift 2 kann durch den bestehenden Mangel an Arbeitsmedizinerinnen und Arbeitsmedizinern bedingt sein. Aufgrund des Ärztemangels in Deutschland fehlen auch im Bereich der Arbeitsmedizin die Nachwuchskräfte (Barth, Hamacher, & Eickholt, 2014, S. 8). Die Hälfte der in Deutschland zur Verfügung stehenden Arbeitsmedizinerinnen und Arbeitsmediziner steht kurz vor der Pensionierung (vgl. ebd., S.14). Gleichzeitig hat sich der Bedarf an arbeitsmedizinischen Leistungen durch den demografischen Wandel, neue Arbeitsformen und den veränderten Stellenwert der Gesundheitsförderung erhöht (vgl. ebd., S. 8).

Die Anforderungen des Arbeitssicherheitsgesetzes in Verbindung mit der DGUV Vorschrift 2 sowie das Arbeitsschutzgesetz prägen den Bedarf an Ärztinnen und Ärzten mit arbeitsmedizinischer Fachkunde. Gemäß der Studie „Arbeitsmedizinischer Betreuungsbedarf in Deutschland" der Bundesanstalt für Arbeitsschutz und Arbeitsmedizin ist die Umsetzung des Arbeitssicherheitsgesetzes und der DGUV Vorschrift 2, bedingt durch den Fachkräftemangel, in Zukunft möglicherweise nicht mehr gewährleistet. Insbesondere in ländlichen Regionen bestehen bereits zunehmende Probleme, eine geeignete arbeitsmedizinische Betreuung zu finden (vgl. ebd., S. 14).

2.5 Zielsetzung und Fragestellung der Studie

Es ist bisher nicht klar ob, und wenn ja mit welcher Qualität, die gesetzlichen Vorgaben des Arbeitssicherheitsgesetz und der DGUV Vorschrift 2 in den kleinen und mittleren Unternehmen umgesetzt werden. Erst im Jahre 1995 wurde begonnen die arbeitsmedizinische und sicherheitstechnische Betreuung seitens der Vorgaben aus dem Arbeitssicherheitsgesetz für diese Unternehmensgrößen einzuführen (Bauer & Engeldinger, 2003, S. 16). Erst im Jahr 2003 hatte auch die letzte Berufsgenossenschaft die Betreuung in Kleinbetrieben umgesetzt (vgl. ebd.). Bisher existiert kaum Literatur zu dem Thema.

Die Umsetzung der DGUV Vorschrift 2 in kleinen und mittelgroßen Unternehmen ausgewählter Gesundheitsbranchen der Berufsgenossenschaft für Gesundheitsdienst und Wohlfahrtspflege steht im Blickpunkt der vorliegenden Studie. Es sollen Problemfelder bei der Umsetzung der gesetzlichen Vorgaben in kleinen und mittleren Unternehmen identifiziert werden und ein Einblick in mögliche Gründe für das Fehlen einer betriebsärztlichen und sicherheitstechnischen Betreuung gegeben werden. Ebenso sollen Gründe für die Auswahl eines Betreuungsmodells dargestellt werden und die Vor- und Nachteile des Modells aus Sicht der Unternehmerinnen und Unternehmer aufgezeigt werden. Die Erfassung der betriebsärztlichen und sicherheitstechnischen Betreuung kann mögliche Ursachen für Defizite aufdecken.

Die Studienergebnisse können Hinweise geben, an welchen Stellen Unterstützungs- und Beratungsbedarf durch die BGW besteht, um die gesetzlichen Anforderungen aus der DGUV Vorschrift 2 zu erfüllen. Sie können dazu beitragen, entsprechende Maßnahmen und Strategien zu entwickeln und damit die Prävention von arbeitsbedingten Gesundheitsgefahren in kleinen und mittleren Unternehmen stärken.

Abgeleitet von den Studienzielen ergeben sich folgende Forschungsfragen:
1. Wie erfolgt die Umsetzung der gesetzlichen Vorgaben des Arbeitssicherheitsgesetzes und der DGUV Vorschrift 2 in kleinen und mittelgroßen Unternehmen ausgewählter Branchen der BGW?
2. Welche Faktoren können die Umsetzung beeinflussen?

3 Methodik

Die Studie wurde als Querschnittstudie konzipiert und auf Basis einer Stichprobe von Unternehmen verschiedener Branchen der BGW durchgeführt. Die Datenerhebung erfolgte in Form von strukturierten Interviews. Es wurden zwei Erhebungsinstrumente konzipiert: ein Leitfaden für ein Face-to-Face Interview sowie ein gekürzter Leitfaden für ein Telefoninterview. Im Folgenden werden zunächst die Stichprobenziehung und der Studienablauf beschrieben, anschließend werden die Erhebungsinstrumente vorgestellt.

3.1 Das Studiensample

In die Studie wurden neun der 15 BGW-Branchen eingeschlossen. Dazu gehörten die Pflegebranche (Ambulante Pflegedienste[3]), Pharmazie (Apotheken), Humanmedizin (Arztpraxen), Friseurhandwerk (Friseurbetriebe), Kinderbetreuung (Kindertagesstätten), Beauty und Wellness (Kosmetikstudios), Therapeutische Praxen (Massagepraxen, Physiotherapeutische Praxen) Tiermedizin (Tierarztpraxen) und Zahnmedizin (Zahnarztpraxen).

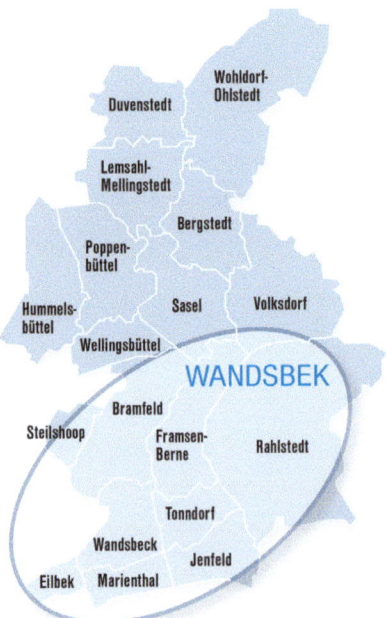

Abbildung 4 Die Studienregion

---

[3] Die ausgewählten Betriebsformen sind in Klammern genannt.

Um eine ausreichende Beteiligung zu erhalten und gleichzeitig den Studienumfang handhabbar zu gestalten wurde eine Samplegröße von rund 200 Unternehmen angestrebt. Als Studienregion wurde der Nord-Osten Hamburgs ausgewählt.

Die Unternehmen wurden anhand von Postleitzahlenbereichen aus dem Online-Verzeichnis der „Gelben Seiten" entnommen (Gelbe Seiten, o.J.). Die Betriebslistung erfolgt bei diesem Online-Anbieter nicht alphabetisch. Pro Postleitzahlenbereich und Branche wurden höchstens zehn Unternehmen einbezogen, um einen guten Branchenmix zu gewährleisten. Zudem sollte vermieden werden, dass sich Aussagen zu den Betreuungspersonen möglicherweise wiederholt auf gleiche regional niedergelassene Betriebsärztinnen und Betriebsärzte oder Fachkräfte für Arbeitssicherheit beschränken. Entsprechend dieser Vorgehensweise wurden 222 Unternehmen aus neun Postleitzahlenbereichen der Stadtteile Wandsbek, Eilbek, Marienthal, Bramfeld, Farmsen-Berne, Rahlstedt, Tonndorf und Jenfeld eingeschlossen. Abbildung 4 zeigt die Studienregion.

3.2 Der Studienablauf

Die ausgewählten Unternehmen erhielten zunächst ein Informationsschreiben zum geplanten Projekt mit einer Antwortkarte. Das Angebot einer kostenlosen zweistündigen betriebsspezifischen Beratung durch eine Fachkraft für Arbeitssicherheit sollte zur Teilnahme motivieren.

Die Durchführung der Face-to-Face Interviews erfolgte in den jeweiligen Unternehmen durch eine Fachkraft für Arbeitssicherheit mit fachlichem und inhaltlichem Verständnis des Studienthemas. Die Fachkraft für Arbeitssicherheit wurde zur Durchführung der Interviews geschult. Die Telefoninterviews wurden von der Studienkoordinatorin und einer Studentin durchgeführt.

Drei Wochen nach Versendung der Studienanfrage wurde eine telefonische Nachverfolgung durchgeführt. Es wurden alle Unternehmen telefonisch kontaktiert, die keine Rückmeldung gegeben hatten oder bei denen das Anschreiben nicht zugestellt werden konnte. Unternehmen die per Antwortkarte eine Teilnahme ablehnten, jedoch ihr Unternehmen nicht auf der Antwortkarte vermerkten, konnten nicht zugeordnet werden. Sie wurden ebenfalls kontaktiert.

Wurde telefonisch eine Ansprechperson erreicht, wurde das Anliegen nochmals vorgestellt und das Face-to-Face Interview vor Ort oder das gekürzte Telefoninterview als Möglichkeiten zur Teilnahme eröffnet. Das Face-to-Face Interview war das Erhebungsinstrument der ersten Wahl.

Für die telefonische Nachverfolgung waren vier Anrufversuche an verschiedenen Tagen zu möglichst unterschiedlichen Zeiten vorgesehen. Mehrere Ausschlussgründe wurden kategorisiert und werden im Ergebnisteil (s. Kapitel 4.3) beschrieben.

Die Datenauswertung der Face-to-Face Interviews, der Telefoninterviews sowie der Ausschlussgründe während der telefonischen Nachverfolgung erfolgte deskriptiv unter Verwendung von SPSS Version 22. Abbildung 5 gibt einen Überblick zum Studienablauf.

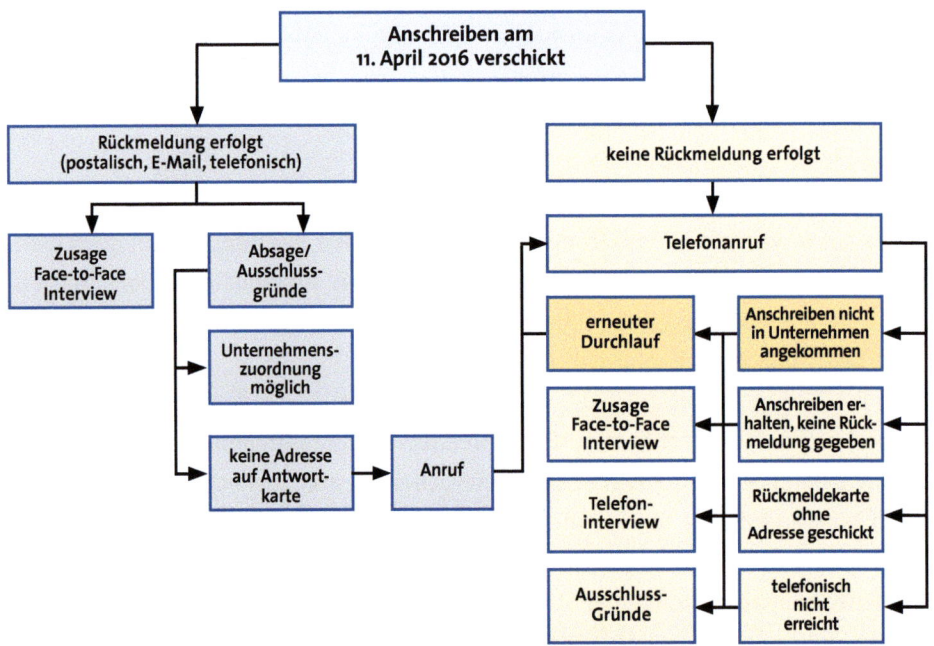

Abbildung 5 Der Studienablauf

3.3 Die Erhebungsinstrumente

Die Datenerhebung erfolgte über einen strukturierten Interviewleitfaden als Face-to-Face Interview oder als Telefoninterview. Alle Befragten der jeweiligen Interviewform bekamen die gleichen Fragen in derselben Formulierung und Reihenfolge gestellt. Ein Großteil der Fragen und Antwortkategorien wurde von Literaturquellen und Regelwerken abgeleitet, die entsprechenden Quellen sind im Folgenden benannt.

3.3.1 Das Face-to-Face Interview

Um den Fragebogen systematisch und übersichtlich zu halten, erfolgte eine Trennung nach kleinen und mittelgroßen Unternehmen. Jeder Fragebogen wurde in drei Blöcke aufgeteilt, mit den Schwerpunkten „Unternehmen", „Betreuungs-form" und „Betreuungskräfte und Unfallversicherungsträger". Die Blöcke beinhalteten größtenteils geschlossene und wenige offene Fragen. Für eine Zuordnung zum entsprechenden Fragebogen nach Betriebsgröße wurde zu Beginn des Interviews die Anzahl der Beschäftigten erfragt. Das Geschlecht der Interviewten wurde notiert.

Im Block zum Unternehmen wurde, bezugnehmend auf die verschiedenen BGW-Branchen, erhoben, um welchen Betrieb es sich handelt. Die Funktion der Interviewpartnerin oder des Interviewpartners im Unternehmen und deren beruflicher Hintergrund wurde erhoben, ebenso ob es sich um ein Einzel- oder ein träger-gebundenes Unternehmen handelt. Anschließend wurde erfragt, ob im Unternehmen eine betriebsärztliche Betreuung und eine sicherheitstechnische Betreuung bestehen (BGW, 2015b). Im Falle einer Verneinung wurden mögliche Gründe für das Fehlen gelistet. Zur Auswahl standen „keine passende Betreuungsperson ge-funden", „Notwendigkeit dem Unternehmer nicht bekannt" sowie ein freies Feld für andere Gründe.

Zum Thema Gefährdungsbeurteilung (GFB) wurde erhoben, ob das Unternehmen diese durchgeführt hatte (ArbSchG § 5) und bei positiver Antwort der letzte Zeitpunkt. Bei negativer Antwort standen mehrere Gründe zur Auswahl. Eingeschlossen waren „Zeitmangel", „fehlende Handlungsanleitung", „Notwendigkeit nicht bekannt" sowie die Kategorie „andere Gründe". Wurde im Unternehmen eine GFB durchgeführt, wurde erfasst, ob sich diese auf eine Tätigkeit oder einen Arbeitsplatz bezog (ArbSchG § 5 Abs. 2). Ergänzt wurden die Kategorien „auf ein bestimmtes Problem" und „unsicher". Ebenso wurden die inhaltlichen Fragestellungen der GFB erhoben (ArbSchG § 5, Abs. 3). Sie wurden in sechs Kategorien zusammengefasst. Der Interviewer erhielt ein Informationsblatt, das eine Zuordnung von Interviewaussagen zu den Kategorien entsprechend der vorgegebenen Fragestellungen ermöglichte. Eine Mehrfachnennung war bei beiden Fragen möglich. Es wurde erfragt, wer die Gefährdungsbeurteilung beratend begleitet hat. Zur Antwortauswahl standen „die Unternehmensleitung/ der Träger", „eine Führungskraft", „Betriebsarzt", „Fachkraft für Arbeitssicherheit", „Sicherheitsbeauftragter", „Person aus der Mitarbeitervertretung", „die Unternehmerschulung" und die Kategorie „unsicher". Mehrfachnennungen waren möglich.

Um die Bedeutung des Arbeitsschutzes im Unternehmensalltag zu erfassen, wurde erfragt, wie wichtig das Thema Arbeitsschutz für das Unternehmen ist. Abschließend wurde in diesem Block erhoben, ob das Unternehmen bisher von einer Aufsichtsperson des UV-Trägers zum Thema Arbeitsschutz beraten wurde und die Zufriedenheit mit der Beratung.

Es schloss sich der Block zur Betreuungsform an. Mit Erfassung des Betreuungsmodells erfolgte die Überleitung zum jeweiligen Frageblock zur Regelbetreuung, zur Alternativ-Betreuung oder zum Frageblock für Unternehmen ohne Betreuung.

Der Block zur Regelbetreuung und zur Alternativ-Betreuung enthielt jeweils fünf Fragen. Die Erfassung wahrgenommener Vor- und Nachteile sollte Hinweise geben, warum sich für die Betreuungsform entschieden wurde. Mehrfachnennungen waren möglich.

Im Block der Regelbetreuung wurden folgende Vorteile erfragt: „Fachkompetente Ansprechpartner", „Zeitersparnis des Unternehmers", „Aufgabendelegation an Experten" sowie „Kein Konflikt Arbeitgeber/Arbeitnehmer" (BAUA, 2011, S. 9). Weitere Vorteile konnten aufgenommen werden. Nachteile wurden nicht vorgegeben, sondern Freifelder eingefügt.

Anschließend wurde als Kontrollfrage der letzte Zeitpunkt der Inanspruchnahme von Grundbetreuung erfragt, sowie, bei positiver Antwort, die durchgeführten Maßnahmen (DGUV, 2010, S. 25). Alle zu befragenden Unternehmen gehörten der Betreuungsgruppe 3 an und haben sich mindestens alle fünf Jahre betreuen lassen. Die gesetzlich vorgegebenen Aufgabenfelder der Grundbetreuung (BGW, 2015b, S. 13) wurden in drei Antwortkategorien zusammengefasst. Das Informationsblatt für den Interviewer ermöglichte die entsprechende Zuordnung.

Für Kleinbetriebe folgten Fragen zur anlassbezogenen Betreuung (BGW, 2015b, S. 9). Die Inanspruchnahme, der Betreuungsanlass und die durchführenden Berufsgruppen wurden erhoben. Die gesetzlich vorgegebenen Betreuungsanlässe wurden in vier Kategorien zusammengefasst. Das Informationsblatt für den Interviewer ermöglichte die Zuordnung von Antworten zu den Kategorien. Als durchführende Berufsgruppen waren der „Betriebsarzt", die „Fachkraft für Arbeitssicherheit", „andere Personen mit anlassbezogener Fachkunde", „unsicher" sowie ein Freifeld gelistet.

Im Fragebogen der mittelgroßen Unternehmen folgten an dieser Stelle Fragen zum betriebsspezifischen Betreuungsbedarf. Hier wurde erfasst, ob dieser ermittelt wurde und welche Berufsgruppen an der Bedarfsermittlung beteiligt waren (vgl. ebd., S. 37). Als begleitende Berufsgruppen wurden der „Betriebsarzt" und die „Fachkraft für Arbeitssicherheit" gelistet.

Im Block zur Alternativ-Betreuung waren folgende Vorteile vorgegeben: „Fachkompetenz im Betrieb vor Ort", „mehr Flexibilität des Unternehmers", „kostenlose Schulungen durch den UV-Träger", „die Umsetzung aus eigener Hand" und „mehr Gestaltungsspielraum in der Organisation" (BG Bau, 2011, S. 22). Weitere Vorteile konnten aufgenommen werden, Mehrfachnennungen waren möglich. Nachteile wurden nicht vorgegeben, sondern freie Antwortfelder eingefügt.

Eine Kontrollfrage bezog sich darauf ob, entsprechend den Vorgaben für Betreuungsgruppe 3, in den letzten fünf Jahren an Fortbildungsmaßnahmen teilgenommen wurde.

Abschließend folgten, entsprechend der Regelbetreuung, Fragen zur anlassbezogenen Betreuung. Die Inanspruchnahme, der Anlass und die durchführenden Berufsgruppen wurden erhoben.

Für Unternehmen, die keines der möglichen Betreuungsmodelle umgesetzt hatten, enthielt der Fragebogen zwei Fragen. Zunächst wurden Gründe für die fehlende Betreuung erfragt. Verschiedene Antwortmöglichkeiten waren gelistet und konnten durch freie Antworten ergänzt werden. Als Antwortmöglichkeiten waren „unsicher", „Verpflichtung nicht bekannt", „keine Zeit sich damit zu beschäftigen", „Finanzierung nicht möglich", „Ansprechpartner nicht bekannt", „betriebliche Hürden für eine Umsetzung" vorgegeben. Mehrfachnennungen waren möglich. Mit einer zweiten Frage wurde der Wunsch nach Unterstützung bei der Umsetzung des Arbeitsschutzes durch den UV-Träger erfasst. Bei positiver Antwort ermöglichte ein Freifeld die Aufnahme von Wünschen.

Für Unternehmen, die ein Betreuungsmodel umgesetzt hatten, folgte abschließend der Block „Betreuungskräfte und Unfallversicherungsträger". Es wurde erhoben, wie die Bereitstellung der betriebsärztlichen und sicherheitstechnischen Betreuung erfolgt. Als Antwortmöglichkeiten waren „außerbetrieblich", „über den Träger des Unternehmens" „anders" (mit Möglichkeit für Benennung) und „unsicher" vorgegeben. Eine anschließende Frage erfasste ob, und bei positiver Antwort welche Schwierigkeiten bei der Suche nach geeigneten Betreuungskräften bestanden. Für Nennungen war ein Freifeld eingefügt. Ferner wurde erhoben, ob die Unternehmen mit der jeweiligen Betreuungsleistung zufrieden waren

Unternehmen mit mehr als 20 Vollzeitkräften müssen Sicherheitsbeauftragte ernennen (BMJV, o.J.c, S. § 22), daher wurde die Frage gestellt, ob das Unternehmen Beschäftigte zu Sicherheitsbeauftragten ernannt hatte. Bei negativer Antwort konnten in einem Freifeld Gründe aufgeführt werden.

Um den Wunsch nach der Unterstützung des Unternehmens durch den UV-Träger festzustellen, wurde gefragt, ob der Gesprächspartner es gut finden würde, wenn der UV-Träger passende Betreuungspersonen anbieten würde. Sowohl bei einer positiven als auch bei einer negativen Antwort konnten in einem freien Antwortfeld Gründe für die Zustimmung oder Ablehnung aufgeführt werden. Ergänzt wurde eine Frage, ob es für gut befunden wird, wenn der Mitgliedsbeitrag des UV-Trägers die betriebsärztliche und sicherheitstechnische Betreuung beinhalten würde. Abschließend konnten Wünsche und Anregungen der interviewten Personen ergänzt werden.

Die Fragebögen wurden in einem Pretest mit einer Arztpraxis und zwei weiteren Betrieben auf Verständlichkeit geprüft. Der Fragebogen für Kleinbetriebe sowie der Fragebogen für mittelgroße Betriebe kann im Anhang eingesehen werden, ebenso die Informationen für den Interviewer.

3.3.2 Das Telefoninterview

Der Fragebogen für das Telefoninterview wurde nicht nach Betriebsgrößen geteilt. Zum Unternehmen wurden lediglich für eine Branchenzuordnung die Betriebsart erfasst sowie zur Ermittlung der Betriebsgröße die Anzahl der Beschäftigten. Weiterhin wurde das Geschlecht der Interviewten notiert. Der Block zur Betreuungsform trennte für die nachfolgenden Fragen Unternehmen ohne Betreuungsmodell von Unternehmen mit Betreuungsmodell im Sinne der Regelbetreuung oder der Alternativ-Betreuung.

Bei Unternehmen mit Betreuungsmodell wurden Vorteile der Regelbetreuung entsprechend des Face-to-Face Interviews gelistet, um Rückschlüsse auf Gründe für die Wahl des Betreuungsmodells zu ermöglichen (s. Kap. 3.3.1). Nachteile wurden als freie Antwortfelder vorgegeben, Mehrfachantworten waren möglich.

In den anschließenden vier Fragen wurde entsprechend der Face-to-Face Interviews erhoben, wie die betriebsärztliche und sicherheitstechnische Betreuung erfolgt (s. Kap. 3.3.1) und ob und gegebenenfalls welche Schwierigkeiten bei der Suche nach den Betreuungskräften auftraten.

Zur Gefährdungsbeurteilung wurde erfragt, ob das Unternehmen diese durchgeführt hatte (ArbSchG § 5) und bei positiver Antwort der letzte Zeitpunkt. Abschließend wurde erhoben, ob mehr Unterstützung vom Unfallversicherungsträger bei der Umsetzung des Arbeitsschutzes gewünscht wird. Bei positiver Antwort konnten in einem Freifeld Wünsche notiert werden.

Die Fragen für Unternehmen ohne Betreuungsmodell entsprachen den beiden Fragen, die im Face-to-Face Interview für diese Gruppe gestellt wurden. Sie bezogen sich auf mögliche Gründe für die fehlende Betreuung und den Wunsch nach Unterstützung durch den UV-Träger bei der Umsetzung des Arbeitsschutzes (s. Kap. 3.3.1). Der Fragebogen für das Telefoninterview kann im Anhang eingesehen werden.

4 Ergebnisse

Die Stichprobe der Pilotstudie umfasste 222 Unternehmen (s. Kapitel 3.1), denen im April 2016 das Anschreiben zugesendet wurde. Zwei Unternehmen wurden im Nachhinein ausgeschlossen, da sie in der Stichprobe doppelt gelistet waren. Zusätzlich eingeschlossen wurde die Arztpraxis, in der ein Pilotinterview durchgeführt wurde. Damit hatte die der Auswertung zugrunde liegende Stichprobe eine Größe von 221 Unternehmen. Neun Anschreiben konnten nicht zugestellt werden. Drei Unternehmen meldeten per Antwortkarte ihr Interesse. Sechs Unternehmen sagten ihre Teilnahme über die Antwortkarte ab, fünf davon ohne Angabe des Absenders.

Die Face-to-Face Interviews und die telefonische Nachverfolgung wurden im Mai 2016 durchgeführt. Im Rahmen der telefonischen Nachverfolgung konnten weitere sechs Unternehmen für ein Face-to-Face Interview gewonnen werden. Einschließlich des Pilotinterviews in der Arztpraxis nahmen damit 10 Unternehmen (4% der Stichprobe) an einem Face-to-Face Interview teil. Weitere 22 Unternehmen (10% der Stichprobe) konnten für ein Telefoninterview gewonnen werden. Damit nahmen insgesamt 32 Unternehmen an der Studie teil, entsprechend einer Responserate von 14%.

Mit Ausnahme der Tierarzt- und Massagepraxen konnte in jeder Branche mindestens ein Interview geführt werden. Mit sieben Interviews bei 16 eingeschlossenen Unternehmen nahmen Ambulante Pflegedienste am häufigsten an einem Interview teil (44%). Responseraten über 20% konnten bei den Physiotherapeutischen Praxen (25%), den Apotheken (24%) und den Kindertagesstätten (22%) erreicht werden. 189 Unternehmen wurden aus verschiedenen Gründen (siehe Kapitel 4.3) während der telefonischen Nachverfolgung ausgeschlossen. Eine branchenbezogene Übersicht über die Teilnahme an den Interviews gibt Tabelle 1.

Tabelle 1 Branchenbezogene Übersicht der durchgeführten Interviews und Responseraten

Branche	Face-to-Face-Interviews	Telefon-interviews	Anzahl Betriebe in der Stichprobe	Teilnahme in % je Branche
Ambulante Pflegedienste	1	6	16	44 %
Apotheken	1	5	25	24 %
Arztpraxen	3	0	34*	9 %
Friseurbetriebe	1	3	30	13 %
Kindertagesstätten	2	0	9	22 %
Kosmetikstudios	0	1	33	3 %
Massagepraxen	0	0	17	0
Physiotherapeutische Praxen	1	5	24	25 %
Tierarztpraxen	0	0	8	0
Zahnarztpraxen	1	2	25	12 %
Gesamt	10	22	221	19 %

*Arztpraxis aus Pilotinterview eingeschlossen

4.1 Ergebnisse der Face-to-Face Interviews

Unter den 10 Unternehmen, die für ein Face-to-Face Interview gewonnen werden konnten, befanden sich jeweils ein Ambulanter Pflegedienst, eine Apotheke, ein Friseur, eine Physiotherapeutische Praxis und eine Zahnarztpraxis sowie zwei Kindertagesstätten und drei Arztpraxen. Es handelte sich um sieben Kleinbetriebe und drei mittelgroße Betriebe. Die Kleinbetriebe beschäftigten durchschnittlich fünf Mitarbeiter[4], die mittelgroßen Betriebe zwischen 20 und 34 Mitarbeiter. Neun der Unternehmen waren Einzelunternehmen, ein Unternehmen war an einen Träger gebunden. Abbildung 6 stellt die zehn interviewten Unternehmen, nach Branche und Betriebsgröße dar.

---

[4] In der Ergebnisdarstellung wird zugunsten einer kurzen Darstellung auf eine geschlechtsspezifische Ausformulierung verzichtet. Verwendete Begriffe sind als geschlechtsneutral zu verstehen.

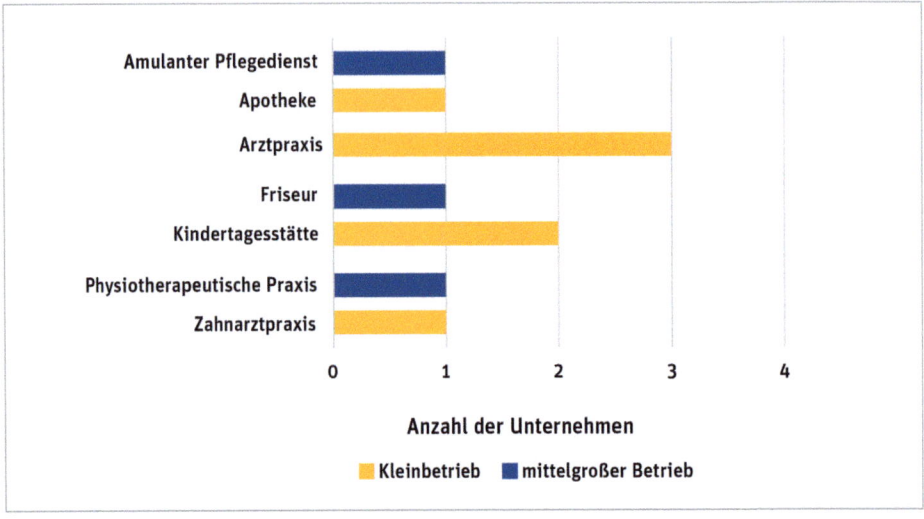

Abbildung 6 Branchenbezogene Übersicht der Face-to-Face Interviews (n=10)

Fünf der interviewten Personen waren weiblich, fünf männlich. Neun der Gesprächspartner waren als Leitungskraft im Unternehmen tätig, eine Person als Angestellter. Sechs der Interviewpartner waren 15 Jahre und länger im Unternehmen tätig, drei Personen länger als fünf Jahre und eine Person seit drei Jahren. Tabelle 2 gibt einen Überblick zum beruflichen Hintergrund der Interviewpartner.

Tabelle 2 Beruflicher Hintergrund der Interviewpartner

Beruflicher Hintergrund	Unternehmen
Examinierter Krankenpfleger	Ambulanter Pflegedienst
Apotheker	Apotheke
Facharzt für Allgemeinmedizin	Arztpraxis
Internist	Arztpraxis
Medizinischer Fachwirt für ambulante medizinische Versorgung	Arztpraxis
Friseurmeister	Friseur
Sozialpädagogischer Assistent	Kindertagesstätte
Waldorf-Lehrer, Grafiker	Kindertagesstätte
Physiotherapeut, medizinischer Bademeister, Heilpraktiker	Physiotherapeutische Praxis
Zahnarzt	Zahnarztpraxis

Vier der zehn Unternehmen wurden betriebsärztlich betreut (2 Arztpraxen, 1 Ambulanter Pflegedienst, 1 Zahnarztpraxis). Sechs Unternehmen gaben an keine betriebsärztliche Betreuung zu haben (1 Apotheke, 1 Arztpraxis, 1 Friseur, 2 Kindertagesstätten, 1 Physiotherapeutische Praxis). Jeweils ein Interviewpartner nannte als Grund für die fehlende Betreuung, dass kein Betriebsarzt gefunden wurde, dass die Zeit für die Bestellung des Betriebsarztes fehlte oder dass bei Bedarf eine schnellstmögliche Benennung eines Betriebsarztes möglich sei. Drei Unternehmern war die Notwendigkeit einer betriebsärztlichen Betreuung nicht bekannt. Die Bereitstellung des Betriebsarztes erfolgte in drei Unternehmen außerbetrieblich (2 Arztpraxen, 1 Zahnarztpraxis). Ein Ambulanter Pflegedienst wurde über den Träger des Unternehmens betreut. Keiner der vier Unternehmer mit einer betriebsärztlichen Betreuung hatte Schwierigkeiten bei der Suche. Drei Unternehmer waren zufrieden mit der Betreuung, einer unzufrieden. Der Friseurbetrieb gab an, dass die Beschäftigten über deren Hausärzte untersucht würden.

Die Betreuung durch eine Fachkraft für Arbeitssicherheit war in sieben der zehn Unternehmen umgesetzt (1 Ambulanter Pflegedienst, 1 Apotheke, 2 Arztpraxen, 1 Friseur, 1 Physiotherapeutische Praxis, 1 Zahnarztpraxis), in drei Unternehmen fehlte diese (1 Arztpraxis, 2 Kindertagesstätten). Allen drei Unternehmern war die Notwendigkeit nicht bekannt. Die Beauftragung der Fachkraft für Arbeitssicherheit erfolgte in fünf Unternehmen außerbetrieblich (1 Apotheke, 2 Arztpraxen, 1 Physiotherapeutische Praxis, 1 Zahnarztpraxis). Einmal erfolgte die Bereitstellung über den Unternehmensträger (Ambulanter Pflegedienst), ein Unternehmer gab an, diese Aufgaben selbst zu übernehmen (Friseur). Schwierigkeiten bei der Suche nach einer Fachkraft für Arbeitssicherheit gab es in zwei Unternehmen, die Gründe dafür sind unklar. Drei Unternehmer waren zufrieden mit der sicherheitstechnischen Betreuung, zwei entschieden sich für „teils, teils"; ein Interviewpartner war unzufrieden. Der Unternehmer, der selbst als Fachkraft für Arbeitssicherheit tätig war, wurde nicht zur Zufriedenheit befragt.

In zwei der zehn Unternehmen waren Sicherheitsbeauftragte benannt (Ambulanter Pflegedienst – mittelgroßer Betrieb; Arztpraxis – Kleinbetrieb). Vier Unternehmer gaben die Betriebsgröße (<20 Beschäftigte) als Grund für den fehlenden Sicherheitsbeauftragten an. In einem Unternehmen wurde der Sicherheitsbeauftragte über das Einkaufszentrum gestellt, in dem das Unternehmen lokalisiert ist.

Sieben Unternehmern war bekannt was eine Gefährdungsbeurteilung (GFB) ist (1 Ambulanter Pflegedienst, 1 Apotheke, 3 Arztpraxen, 1 Friseur, 1 Zahnarztpraxis). Fünf Unternehmen hatten eine GFB durchgeführt (1 Ambulanter Pflegedienst, 1 Apotheke, 2 Arztpraxen 1 Zahnarztpraxis). Der Unternehmer einer Arztpraxis war sich bezüglich einer Durchführung unsicher. Im Friseurbetrieb fehlte bisher die Zeit für eine GFB. Zwei Unternehmen führten die GFB zuletzt jeweils in den Jahren 2011 und 2013 durch, drei Unternehmen zuletzt in diesem Jahr (2016). Bei allen fünf Unternehmen bezog sich die GFB auf einen Arbeitsbereich, bei vier Unternehmen zudem auf eine Tätigkeit, bei drei Unternehmen auf ein bestimmtes Problem. Im Fokus der GFB standen in fünf Unternehmen die Arbeitsplatzgestaltung sowie chemische Einwirkungen, in vier Unternehmen physikalische Einwirkungen und in drei Unternehmen biologische Einwirkungen. In vier Unternehmen wurde die Qualifikation der Beschäftigten thematisiert und in zwei Unternehmen psychische Belastungen. Beratend begleitet wurde die GFB in zwei Unternehmen von der Unternehmensleitung. Jeweils einmal begleitete ein Betriebsarzt, eine Fachkraft für Arbeitssicherheit und eine Führungskraft die Durchführung der GFB.

Fünf Unternehmer sagten aus, dass das Thema Arbeitsschutz in ihrem Unternehmen bisher wichtig war (2 Arztpraxen, 1 Friseur, 1 Kindertagesstätte, 1 Zahnarztpraxis). „Teils, teils" war die Bewertung von zwei Unternehmern (1 Ambulanter Pflegedienst, 1 Arztpraxis). Eher unwichtig war das Thema Arbeitsschutz bisher in drei Unternehmen (1 Apotheke, 1 Kindertagesstätte, 1 Physiotherapeutische Praxis). Abbildung 7 gibt einen Überblick über die Bedeutung des Arbeitsschutzes in den befragten Unternehmen. Keines der zehn Unternehmen wurde bisher von einer Aufsichtsperson des Unfallversicherungsträgers beraten.

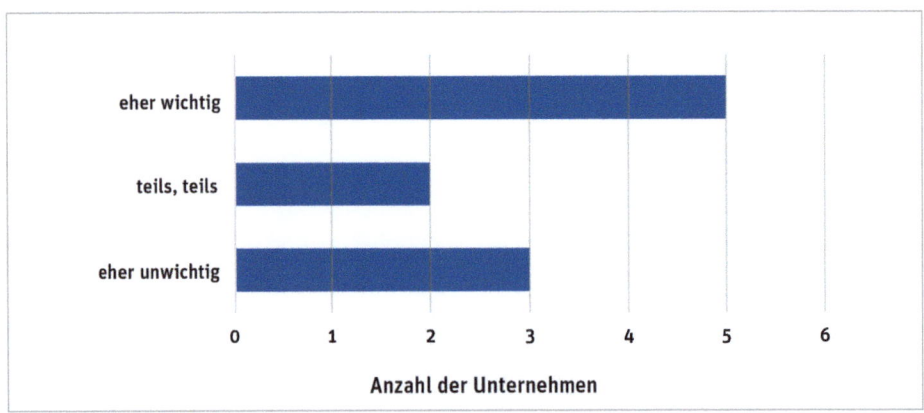

Abbildung 7 Bedeutung des Themas Arbeitsschutz im Unternehmen (n=10)

Acht der zehn Unternehmer gaben an, ein Betreuungsmodell nach der DGUV Vorschrift 2 umgesetzt zu haben. Sieben Unternehmer hatten sich für die Regelbetreuung entschieden, darunter fünf Kleinbetriebe (1 Apotheke, 3 Arztpraxen, 1 Zahnarztpraxis) und zwei mittelgroße Betriebe (1 Ambulanter Pflegedienst, 1 Physiotherapeutische Praxis). Ein mittelgroßer Betrieb hatte sich für die alternative Betreuung entschieden (Friseurbetrieb).

Die folgenden Aussagen beziehen sich auf die sieben Unternehmen mit einer Regelbetreuung. Alle Unternehmer benannten als Vorteil, einen fachkompetenten Ansprechpartner zu haben. Fünf Unternehmer bewerteten die Zeitersparnis positiv, vier Unternehmer die Delegation von Aufgaben, ein Unternehmer die Vermeidung von Konflikten zwischen Arbeitgeber und Arbeitnehmer. Fünf der sieben Unternehmer nannten Nachteile, diese bezogen sich einmal auf die entstehenden Kosten. Alle weiteren genannten Nachteile bezogen sich nicht auf das Betreuungsmodell sondern auf die Leistungen der Betreuungspersonen.

In den vergangenen fünf Jahren beanspruchten sechs der sieben Unternehmen Leistungen der Grundbetreuung (1 Ambulanter Pflegedienst, 1 Apotheke, 3 Arztpraxen, 1 Zahnarztpraxis). Bei allen Unternehmen bezog sich diese auf die Unterstützung bei der GFB. Zwei Unternehmen beanspruchten zudem Unterstützung bei grundlegenden Maßnahmen zur Arbeitsgestaltung sowie bei der Organisation und Integration des Arbeitsschutzes.

Von fünf Kleinbetrieben mit einer Regelbetreuung hatten zwei schon einmal Leistungen der anlassbezogenen Betreuung in Anspruch genommen (1 Arztpraxis, 1 Zahnarztpraxis), jeweils in den Jahren 2012 und 2016. Betreuungsanlass war in beiden Unternehmen die Gesundheit der Beschäftigten. Jeweils einmal wurden technische Veränderungen und sicherheitstechnische Überprüfungen sowie Umgang mit Gefahrstoffen angegeben. In beiden Unternehmen hatte die Fachkraft für Arbeitssicherheit die anlassbezogene Betreuung durchgeführt.

Die zwei mittelgroßen Unternehmen wurden zur Inanspruchnahme von betriebsspezifischer Betreuung befragt. Ein Unternehmer gab an, dass kein betriebsspezifischer Betreuungsbedarf ermittelt worden sei, ein Unternehmer war sich unsicher.

Ein mittelgroßer Friseurbetrieb hatte sich für die alternative Betreuung entschieden. Die Vor- und Nachteile, die zur Alternativ-Betreuung genannt wurden, sind in Tabelle 3 zusammengefasst. In den vergangenen fünf Jahren wurde weder an

Fortbildungsmaßnahmen teilgenommen noch eine anlassbezogene Betreuung in Anspruch genommen.

Tabelle 3 Vor- und Nachteile der Alternativ-Betreuung aus Sicht eines mittelgroßen Friseurbetriebes

Vorteile	Nachteile
Allergene und krebserzeugende Stoffe werden erforscht und unter Umständen offiziell verboten	sind Zuständigkeiten zwischen BGW und Krankenversicherung nicht geklärt, zieht sich das Verfahren in die Länge
kostenfreie Schulungen durch den UV-Träger	lange Verfahren haben Konsequenzen für Beschäftigte (Lohnausfall) und Unternehmer (Ausfall der Arbeitskraft)
mehr Flexibilität bei der Gestaltung	BGW-Vorgaben lassen dem Unternehmer zu wenig Handlungsspielraum und beeinflussen die persönliche Gestaltungsfreiheit
die Fachkompetenz liegt im Betrieb vor Ort	BGW-Vorgaben kollidieren mit Vorgaben durch Einkaufszentrum (EKZ), in dem der Salon lokalisiert ist. Bauliche Vorgaben der BGW werden durch das EKZ-Management abgelehnt
Umsetzung aus eigener Hand	Kommunikation mit der BGW verbesserungswürdig

Zwei Unternehmen gaben an, kein Betreuungsmodell nach der DGUV Vorschrift 2 umgesetzt zu haben. Dabei handelte es sich um Kindertagesstätten, beides waren Kleinbetriebe. Beiden Unternehmern war die Verpflichtung nicht bekannt. Ein Unternehmer gab an, dass die Zeit fehle, sich mit dem Thema zu beschäftigen und keine Ansprechperson bekannt sei. Ein Unternehmer war mit der Umsetzung des Arbeitsschutzes durch den Unternehmensträger unzufrieden und wünschte sich mehr Unterstützung vom UV-Träger. Als Beispiel wurde die Begehung der Räumlichkeiten genannt.

Vier der acht Unternehmen, die ein Betreuungsmodell umgesetzt hatten, befürworteten eine Unterstützung des UV-Trägers bei der Suche nach einer betriebsärztlichen und sicherheitstechnischen Betreuung (1 Ambulanter Pflegedienst, 1 Apotheke, 2 Arztpraxen). Als Gründe hierfür wurden bestehender Bedarf und weniger organisatorischer Aufwand genannt. Die Berufsgenossenschaft sei ein kompetenter Ansprechpartner, die Reflexion durch einen Außenstehenden zeigt, wo Verbesserungsbedarf im Unternehmen besteht. Drei Unternehmen (1 Arztpraxis, 1 Physiotherapeutische Praxis, 1 Friseur) wünschten keine Unterstützung. Die Auswahl an Fachkräften sei genügend vorhanden, die Hilfe des UV-Trägers ist an dieser Stelle nicht erforderlich und der Unternehmer möchte die Betreuung selbst gestalten. Ein Unternehmer war sich bei der Beantwortung der Frage unsicher.

Vier Unternehmen würden es zudem befürworten, wenn der Mitgliedsbeitrag des UV-Trägers eine betriebsärztliche und arbeitssicherheitstechnische Betreuung beinhalten würde (1 Ambulanter Pflegedienst, 1 Apotheke, 2 Arztpraxen). Drei Interviewpartner sprachen sich dagegen aus (1 Arztpraxis, 1 Friseur, 1 Physiotherapeutische Praxis), einer war sich unsicher (1 Zahnarztpraxis).

Vier Unternehmen mit einem Betreuungsmodel äußerten Wünsche und Ergänzungen. Die Betreuungsmodelle sollten vereinfacht werden (von zwei Unternehmern gewünscht). Strukturierte Anleitungen zum Arbeitsschutz, beispielsweise in Form von Checklisten, könnten die Umsetzung von Maßnahmen erleichtern und fördern. Es wurde mehr Handlungsspielraum für den Unternehmer bei der Umsetzung der Modelle gewünscht, mit individuellen, unternehmensorientierten Lösungen. Unternehmer hätten keine ausreichende Exekutive. Persönlichkeitsrechte der Beschäftigten würden priorisiert (der Unternehmer könne seinen Beschäftigten nicht verbieten offene Schuhe bei der Arbeit zu tragen). Innerbetriebliche Präventionsmaßnahmen über die gesetzlichen Anforderungen hinaus sollten durch Minderung der Beitragssätze Anerkennung finden. Eine freie Wahl der betreuenden Berufsgenossenschaft könnte den Wettbewerb unter den UV-Trägern fördern und Anreize für bessere Leistungen und eine verbesserte Betreuung schaffen. Der Unfallversicherer sollte auch Angebote für das betriebliche Gesundheitsmanagement machen. Die Produktkontrolle sollte bei den Herstellern, nicht bei den Anwendern, priorisiert werden. Mehr Informationen über die Unternehmensstruktur der BGW könnten dazu beitragen, transparentere Prozesse für den Versicherungsnehmer zu schaffen. In der Friseurbranche werden Kleinbetriebe im Vergleich mit mittelgroßen Betrieben als weniger reguliert wahrgenommen. Das wird als ungerecht empfunden.

4.2 Ergebnisse der Telefoninterviews

Die 22 Telefoninterviews wurden mit Unternehmen der Ambulanten Pflege[5] (6), Apotheken (5), Friseuren (3), Physiotherapeutischen Praxen (5), Zahnarztpraxen (2) und einem Kosmetikstudio geführt. Es wurden 16 weibliche und sechs männliche Personen interviewt. Es wurden 14 Kleinbetriebe und acht mittelgroße Betriebe befragt. Abbildung 8 gibt einen Überblick zur Betriebsgröße und der Anzahl der Interviews in den jeweiligen Branchen.

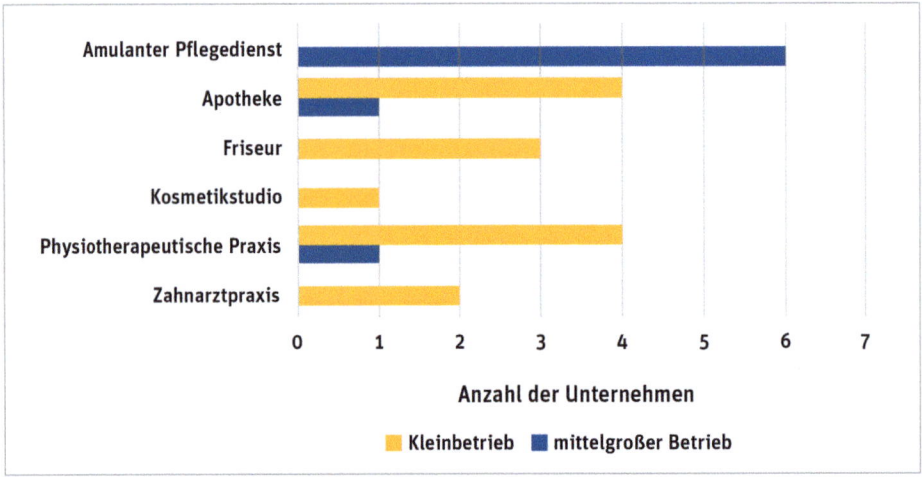

Abbildung 8 Branchenbezogene Übersicht der Telefoninterviews (n=22)

In 16 der 22 Unternehmen wurde die Regelbetreuung umgesetzt. Darunter waren neun Kleinbetriebe (2 Apotheken, 3 Friseure, 1 Kosmetikstudio, 1 Physio-therapeutische Praxis, 2 Zahnarztpraxen) und 7 mittelgroße Betriebe (5 Ambulante Pflegedienste, 1 Apotheke, 1 Physiotherapeutische Praxis).

Zwei Physiotherapeutische Praxen, beides Kleinbetriebe, hatten sich für die alternative Betreuung entschieden. Vier Unternehmen hatten keine Betreuung. Hierbei handelte es sich um drei Kleinbetriebe (2 Apotheken, 1 Physiotherapeutische Praxis) und einen mittelgroßen Betrieb (Ambulanter Pflegedienst).

Die folgenden Aussagen beziehen sich auf 18 Unternehmen, die ein Betreu-ungsmodell umgesetzt hatten. Drei Unternehmen der Regelbetreuung nannten

---

[5] Die Zahlen in Klammern entsprechen der Anzahl der befragten Betriebe der Branche.

Vorteile. Das Unternehmen werde von fachkompetenten Ansprechpartnern betreut, der Unternehmer spare Zeit und könne die Aufgaben delegieren. (1 Ambulanter Pflegedienst, 1 Apotheke). Die Betreuungskräfte kennen gesetzliche Vorgaben und setzen sie um (1 Ambulanter Pflegedienst). Das Wissen des Unternehmers werde durch die Betreuungskräfte aufgefrischt (1 Zahnarztpraxis).

Zwei Befragte nannten Nachteile. Der Unternehmer habe ein sehr breites Aufgabenspektrum zu bewältigen und eine Bringschuld, die mit einem hohen finanziellen Aufwand verbunden sei (1 Physiotherapeutische Praxis – alternative Betreuung). Die verpflichtende Betreuung sei mit einem zu hohen finanziellen Aufwand verbunden (1 Kosmetikstudio – Regelbetreuung).

Die Bereitstellung eines Betriebsarztes erfolgte in zehn Unternehmern außerbetrieblich, genannt wurden die Apothekenkammer, die Zahnärztekammer und die Handwerkskammer. In einem Unternehmen erfolgte die Bereitstellung über den Träger des Unternehmens. In zwei Unternehmen wurden die Beschäftigten durch den Hausarzt betreut. In vier Unternehmen gab es keine betriebsärztliche Betreuung, ein Befragter war sich unsicher. Ein Unternehmer berichtete von Schwierigkeiten, einen Betriebsarzt zu finden. Es wurde gesucht, jedoch erschienen die Angebote zu kostenaufwendig, so dass sich gegen eine betriebsärztliche Betreuung entschieden wurde.

Die Fachkraft für Arbeitssicherheit wurde in neun Unternehmen außerbetrieblich bereitgestellt, in zwei Unternehmen über den Träger des Unternehmens. In einem Unternehmen war die Unternehmensleitung als Fachkraft für Arbeitssicherheit tätig, in einem weiteren Unternehmen wurden die Aufgaben an Mitarbeiter des Qualitätsmanagements übertragen. Ein Friseurbetrieb gab an, dass die Fachkraft für Arbeitssicherheit über das Einkaufszentrum bereitgestellt werde, in dem der Salon lokalisiert ist. Keines der Unternehmen mit einer sicherheitstechnischen Betreuung hatte Schwierigkeiten bei der Suche. Vier Unternehmen war die Verpflichtung zur sicherheitstechnischen Betreuung nicht bekannt.

In 14 der 22 Unternehmen wurde schon einmal eine GFB durchgeführt. In 13 Unternehmen erfolgte die Durchführung in den vergangenen vier Jahren, in einem Unternehmen zuletzt vor 2011. Abbildung 9 zeigt den Zeitpunkt der letzten Gefährdungsbeurteilung.

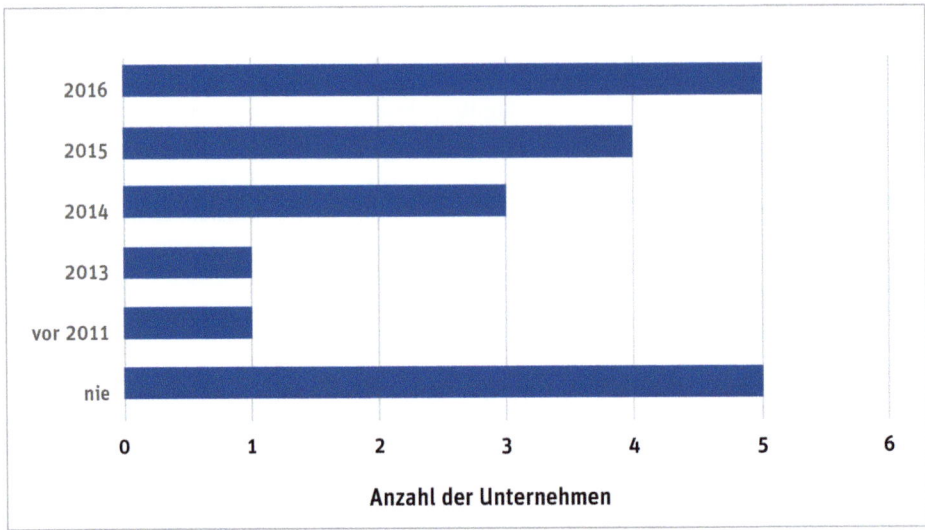

Abbildung 9 Zeitpunkt der letzten Gefährdungsbeurteilung (n=22)

Vier Unternehmen hatten kein Betreuungsmodell umgesetzt. Allen Befragten war die Verpflichtung dazu nicht bekannt. Als Begründungen wurden zudem genannt, dass die Zeit fehle sich mit dem Thema zu beschäftigen, die Finanzierung nicht möglich sei und Ansprechpartner nicht bekannt wären. Ein Unternehmen befand sich erst im Aufbau.

Vier Unternehmen der Regelbetreuung, ein Unternehmen der Alternativ-Betreuung sowie drei Unternehmen ohne Betreuungsmodell äußerten Unterstützungsbedarf durch den UV-Träger bei der Umsetzung des Arbeitsschutzes. Ein Ausbau der betriebsbezogenen Beratungsleistungen zu praktischen Arbeitsabläufen und die themenbezogene Schulungen der Beschäftigten wurde angeregt, ebenso eine Startunterstützung für neue Unternehmen in Form von Checklisten. Die Bereitstellung der betriebsärztlichen und sicherheitstechnischen Betreuung durch den UV-Träger wird als unterstützend bewertet, sollte aber keine Auswirkungen auf die Versicherungsbeiträge haben. Die Gefährdungsbeurteilung sollte vereinfacht werden. Weiterhin wird ein Bürokratieabbau gewünscht.

Für sieben Interviews wurden freie Kommentare am Ende des Interviews aufgenommen. Die BGW schickt regelmäßig Informationen, die Unternehmen fühlen sich gut beraten. Die auf den Internetseiten der BGW angebotenen Formblätter werden gern genutzt (von vier Unternehmen genannt). Das Unternehmen besteht seit 25 Jahren und in dieser Zeit ist noch nie ein Arbeitsunfall aufgetreten, somit wird die Betreuung durch einen Betriebsarzt und eine Fachkraft für Arbeitssicherheit als nicht notwendig erachtet. Der Wunsch nach mehr Beratung ist vorhanden, es fehlt jedoch die Zeit sich damit zu beschäftigen. Das Unternehmen gehört einer Salonkette an. Der einzelne Salon besitzt keine Entscheidungsbefugnis.

4.3 Ergebnisse der telefonischen Nachverfolgung

Ein Teil der Studie bezog sich auf die telefonische Nachverfolgung der Unternehmen, von denen keine Rückmeldung vorlag. Hierüber wurden 189 Unternehmen aus der Studie ausgeschlossen.

Kategorisiert wurden die Ausschlussgründe „Verweigerung der Teilnahme", „keine Kontaktaufnahme nach vier Anrufen", „Kleinstbetrieb (Unternehmen hat keine Mitarbeiter)", „Betrieb nicht erreichbar (falsche Telefonnummer)", „Person mit Themenkenntnis nicht erreichbar", „Betrieb besteht nicht mehr" sowie die Kategorie „Sonstiges" für Ausschlussgründe die keiner der Kategorien zugeordnet werden konnten. Abbildung 10 gibt einen Überblick über den prozentualen Anteil der einzelnen Ausschlussgründe bezogen auf 189 Unternehmen.

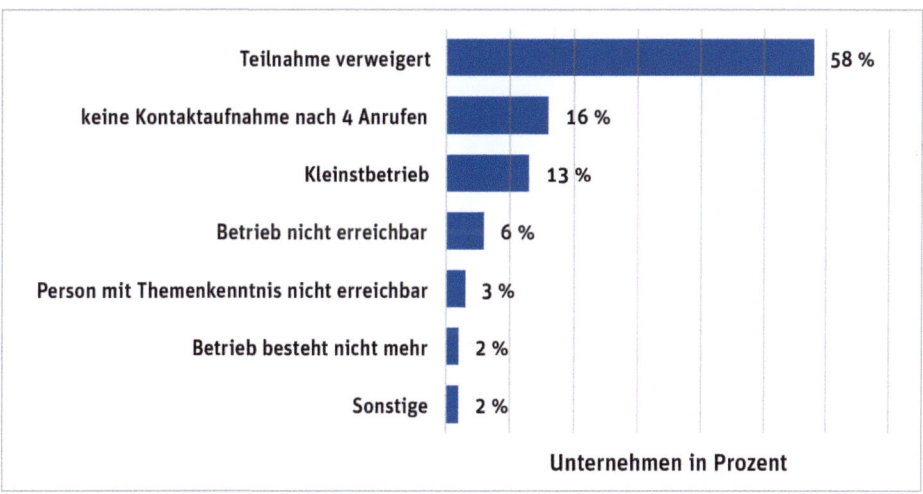

Abbildung 10 Nicht teilnehmende Unternehmen nach Ausschlussgründen kategorisiert
(n=189)

Über die Hälfte der Unternehmen verweigerte die Studienteilnahme. Am häufigsten wurde Zeitnot und fehlendes Interesse am Studienthema genannt.

Bei Kosmetikstudios und Massagepraxen war die Erreichbarkeit sehr eingeschränkt, außerdem waren unter diesen Betrieben die meisten Kleinstbetriebe. Der Kategorie „Sonstiges" wurde ein Unternehmen zugeordnet, dass keiner der BGW-Branchen angehörte, ein Unternehmen mit mehr als 49 Beschäftigten sowie ein Unternehmen, das zu einem Träger gehörte, von dem stellvertretend für die zugehörigen Unternehmen eine Leitungskraft bereits an einem Face-to-Face Interview teilnahm. Waren Personen mit Themenkenntnis nicht erreichbar, wurde das Unternehmen ausgeschlossen, wenn absehbar war, dass der vorgesehene Zeitraum für die telefonische Nachverfolgung überschritten würde.

4.4 Zusammenstellung der wichtigsten Ergebnisse

In den folgenden Tabellen 4 und 5 sind die wichtigsten Resultate der Erhebung sowohl aus der quantitativen als auch aus der qualitativen Forschungsperspektive zusammengefasst.

Tabelle 4 Die wichtigsten Ergebnisse aus quantitativer Forschungsperspektive

Ergebnisse qualitativ	
Anzahl Interviews	• 10 Face-to-Face Interviews • 22 Telefoninterviews
Betriebsgröße	• 21 Kleinbetriebe (1-10 Beschäftigte) • 11 mittelgroße Betriebe (11-50 Beschäftigte)
Betreuungsmodelle	• 23 Unternehmen mit Regelbetreuung • 3 Unternehmen mit Alternativ-Betreuung • 6 Unternehmen ohne Betreuungsmodell
betriebsärztliche Betreuung	• 15 Unternehmen durch Betriebsärzte • 3 Unternehmen durch Hausärzte
Fachkraft für Arbeitssicherheit	• 20 Unternehmen
Gefährdungsbeurteilung	• in 19 Unternehmen umgesetzt
Ist Arbeitsschutz im Unternehmen wichtig?	• 4 von 10 Unternehmen sagen „eher ja"

Tabelle 5 Die wichtigsten Ergebnisse aus qualitativer Forschungsperspektive

Ergebnisse qualitativ	
Unfallversicherungsträger	• Kleinbetriebe sind schwer zu erreichen • das Image des UV-Trägers ist dort gut, wo die Leistungen bekannt sind • die Bereitstellung der betriebsärztlichen und sicherheitstechnischen Betreuung kann den Eindruck zusätzlicher Kosten vermeiden und damit Barrieren für die Umsetzung der DGUV Vorschrift 2 abbauen
Unternehmen	• die Regelbetreuung wird sehr viel häufiger gewählt als die Alternativbetreuung • Informationsdefizite sind die häufigste Ursache, wenn kein Betreuungsmodell umgesetzt wurde • auch wenn eine GFB in vielen Unternehmen umgesetzt wurde, findet der Arbeitsschutz noch nicht ausreichend Beachtung
Betreuungskräfte	• die sicherheitstechnische Betreuung wurde häufiger umgesetzt als die betriebsärztliche Betreuung • Schwierigkeiten bei der Suche nach Betreuungskräften bestanden nur in Einzelfällen • Informationsdefizite und finanzielle Gründe bedingen das Fehlen der betriebsärztlichen und sicherheitstechnischen Betreuung • die GFB wurde selten von den Betreuungskräften begleitet
Beschäftigte	• die mangelnde Umsetzung von Arbeitsschutzmaßnahmen durch die Beschäftigten stellt eine Hürde für die Umsetzung des betrieblichen Arbeitsschutzes dar

5 Diskussion

Im Rahmen der vorliegenden Studie konnten 32 Hamburger Unternehmen aus acht Branchen der Berufsgenossenschaft für Gesundheitsdienst und Wohlfahrtspflege (BGW) zur Umsetzung der DGUV Vorschrift 2 im Unternehmen befragt werden. Es beteiligten sich Apotheken, Arztpraxen, Friseurbetriebe, Kindertagesstätten, ein Kosmetikstudio, Physiotherapeutische Praxen und Zahnarztpraxen. Es wurden zehn Face-to-Face Interviews und 22 Telefoninterviews geführt. Unter den Unternehmen waren 21 Kleinbetriebe mit bis zu zehn Angestellten sowie elf mittelgroße Betriebe mit 11–50 Angestellten. 23 der Unternehmen hatten die Regelbetreuung umgesetzt, drei Unternehmen die Alternativ-Betreuung, sechs Unternehmen hatten keines der Betreuungsmodelle umgesetzt.

Es handelte sich um eine sehr kleine Stichprobe, daher können die Ergebnisse nicht verallgemeinert werden. Trotzdem konnte durch die gewählte Erhebungsform der mündlichen Befragung ein differenzierter Einblick in die Umsetzung der DGUV Vorschrift 2 gegeben werden und Problemfelder der Umsetzung in kleinen und mittelgroßen Betrieben der Gesundheitsbranche identifiziert werden. Als Pilotstudie kann die Studie eine Grundlage für weitere Projekte der BGW zur Umsetzung der DGUV-Vorschrift 2 bilden. Die Studie ermöglicht zudem einen Einblick in mögliche Ergebnisse der geplanten Evaluation der DGUV Vorschrift 2 (Bell, Edelhäuser, & Rahnfeld, 2016). Die Evaluation wird sich mit drei Themenkomplexen befassen: der Umsetzung der DGUV Vorschrift 2, ihrer Anwendbarkeit und Praktikabiliät sowie der Wirkung im Betrieb (vgl. ebd. S.25.)

5.1 Der Stellenwert des Arbeitsschutzes in den befragten Unternehmen

Die Studie zeigte, dass Arbeitsschutz in den Unternehmen noch nicht ausreichend priorisiert wird. Während der telefonischen Nachverfolgung bestand häufig kein Interesse am Thema. Alle Befragten der zehn Face-to-Face Interviews waren mindestens drei Jahre im Unternehmen tätig, über die Hälfte sogar länger als 15 Jahre. Nur in vier[6] Unternehmen war das Thema Arbeitsschutz bisher eher wichtig. Gesetzliche Vorgaben werden als zu umfangreich wahrgenommen, die Umsetzung

---

[6] Im Nachhinein wurde die Aussage einer Kinderbetreuungseinrichtung, dass Arbeitsschutz im Unternehmen eher wichtig sei, ausgeschlossen, da sich im Interview herausstellte, dass nicht bekannt war, dass Arbeitsschutzmaßnahmen für die Beschäftigten umgesetzt werden müssen.

auf die Betriebssituation scheint schwer zu fallen. Ein Unternehmer sagte aus, dass es in den vergangenen 25 Jahren noch nie zu einem Arbeitsunfall gekommen sei und daher eine Betreuung durch Fachkräfte nach der DGUV Vorschrift 2 nicht notwendig sei. Langsam voranschreitende berufsbedingte Erkrankungen wie beispielsweise Muskel-Skelett-Erkrankungen oder psychische Erkrankungen werden möglicherweise in ihrer Bedeutung in Unternehmen der Gesundheitsbranchen unterschätzt und, im Gegensatz zu Arbeitsunfällen, nicht als vorrangig berufsassoziiert eingeordnet. Diese gehören aber zu den wichtigsten Ursachen für die Entstehung von Krankheitstagen (DAK, 2014, S. 16).

Halten sich Beschäftigte nicht an Arbeitsschutzvorgaben im Unternehmen entsteht eine weitere Barriere. Diesbezüglich wird sich von einem Unternehmer eine höhere Weisungsbefugnis gewünscht.

Die Gefährdungsbeurteilung (GFB) wurde in 19 der befragten Unternehmen durchgeführt. In 16 Unternehmen lag die Durchführung nicht länger als 3 Jahre zurück. Somit hatten knapp zwei Drittel der Befragten, trotz des eher geringen Interesses an Arbeitsschutzthemen, ein Basiselement des Arbeitsschutzes zeitnah umgesetzt.

5.2 Die Umsetzung der Betreuungsmodelle

Die Interviews ermöglichen Einblicke in Beweggründe für die Auswahl der vorgegebenen Betreuungsmodelle. Von den 26 Unternehmen, die ein Betreuungsmodell umgesetzt hatten, entschieden sich 23 für die Regelbetreuung. Als Vorteile der Regelbetreuung wurden insbesondere die Zeitersparnis durch die Delegation von Aufgaben sowie die Fachkompetenz der Betreuungskräfte wahrgenommen. Das Betreuungsmodell scheint zur Entlastung der Unternehmerinnen und Unternehmer beizutragen und Barrieren für die Umsetzung des Arbeitsschutzes, wie Zeitdruck oder Informationsdefizite abzubauen (vgl. Kapitel 2.4 in Bauer & Engeldinger, 2003).

Der mit dem Modell der Alternativ-Betreuung verbundene erhöhte Gestaltungsspielraum des Unternehmers (DGUV, 2010, S. 23) war ein wichtiges Auswahlkriterium für den Inhaber eines mittelgroßen Friseurunternehmens. Aus seiner Sicht ermöglicht das Modell die Gestaltung des Arbeitsschutzes aus Blick des Unternehmers und damit die vermehrte Berücksichtigung der speziellen Bedürfnisse des Unternehmens.

Weder in den zwei mittelgroßen Unternehmen mit einer Regelbetreuung noch in dem mittelgroßen Friseurunternehmen mit Alternativ-Betreuung fand bisher eine Ermittlung des betriebsspezifischen und bedarfsorientierten Betreuungsbedarfs statt. Damit wurden Betreuungselemente, die mit einem erweiterten Handlungsspielraum für Unternehmerinnen und Unternehmer einhergehen und gleichzeitig eigeninitiativ gestaltet werden müssen, nicht umgesetzt. Welche Gründe die Versäumnisse bedingen, wurde im Rahmen der Studie nicht erhoben. Die Bundesvereinigung der deutschen Arbeitgeberverbände (BDA) fordert einen Ausbau des Unternehmermodells. Die Schulung von Unternehmerinnen und Unternehmern zu Fragen des Arbeitsschutzes soll den Betreuungsbedarf durch Betriebsärztinnen und Betriebsärzte senken und damit einem Mangel entgegen wirken (BDA, 2016). Die erhobenen Defizite in der betriebsspezifischen und bedarfsorientierten Betreuung geben Hinweise darauf, dass die Forderungen der BDA möglicherweise nicht zielführend umgesetzt werden könnten.

Allen sechs Unternehmen, die kein Betreuungsmodell nach der DGUV Vorschrift umgesetzt hatten, war die Verpflichtung dazu nicht bekannt. Es fehle die Zeit sich mit dem Thema zu beschäftigen und der finanzielle Spielraum sei für eine Umsetzung zu eng. Auch 13 Jahre nach der Veröffentlichung von Bauer und Engeldinger scheinen die gleichen Barrieren für die Umsetzung des Arbeitsschutzes in kleinen und mittelgroßen Unternehmen zu bestehen (Bauer & Engeldinger, 2003).

5.3 Die betriebsärztliche und sicherheitstechnische Betreuung

In weniger als der Hälfte der 32 befragten Unternehmen war eine betriebsärztliche Betreuung umgesetzt. Von den 15 Unternehmen mit einer betriebsärztlichen Betreuung erfolgte die Bereitstellung in 13 Unternehmen außerbetrieblich, genannt wurden diesbezüglich insbesondere Berufsverbände. Die Einrichtung von Kompetenzzentren zur betriebsärztlichen Betreuung wird auch von den UV-Trägern als zukünftige Strategie diskutiert (Eichendorf & Bell, 2015, S. 11). Sie könnte eine sinnvolle Ergänzung der Initiative der Verbände darstellen.

Keines der befragten Unternehmen mit einer betriebsärztlichen Betreuung hatte Schwierigkeiten bei der Suche nach dieser. Damit ergeben sich für die Stichprobe keine Hinweise auf einen Mangel an arbeitsmedizinischen Betreuungskräften, wahrscheinlich dadurch bedingt, dass die Studienregion in einer Großstadt lag. Defizite zeigen sich derzeit vornehmlich in ländlichen Regionen (Barth, Hamacher,

& Eickholt, 2014, S. 14). Drei Unternehmern, deren Beschäftigte nicht betriebsärztlich betreut wurden, war die Notwendigkeit nicht bekannt. In einem Fall wurde die Suche abgebrochen, weil die Kosten als zu hoch erschienen. Als Barrieren für die Umsetzung einer betriebsärztlichen Betreuung bestehen somit für die Stichprobe vornehmlich Informationsdefizite und finanzielle Gründe.

Von den 17 Unternehmen ohne eine betriebsärztliche Betreuung benannten drei Unternehmer die Hausärztinnen und Hausärzte der Beschäftigten als Ansprechpersonen für arbeitsmedizinische Fragen. Für die UV-Träger könnte es von Interesse sein, im Rahmen einer Studie Umfang und Art der durch Hausärztinnen und Hausärzte erbrachten arbeitsmedizinischen Leistungen zu erfragen. Daraus können sich Hinweise ergeben, wo eine Zusammenarbeit beispielsweise in Netzwerken, gemeinsamen Fortbildungsveranstaltungen oder durch Überweisungen an arbeitsmedizinische Zentren vertieft werden kann. Auch Schulungsbedarf zu arbeitsmedizinischen Themen könnte ermittelt werden. Solange die arbeitsmedizinische Betreuung durch den Facharztmangel nicht gewährleistet werden kann und Defizite in der Umsetzung der DGUV Vorschrift 2 bestehen, werden Hausärztinnen und Hausärzte wichtige Ansprechpartner für die arbeitsmedizinische Versorgung bleiben. In ländlichen Regionen könnten die Hausärztinnen und Hausärzte den angedachten Kompetenzzentren für eine bessere Zusammenarbeit angegliedert werden.

Die Integration weiterer Professionen in die Unternehmensbetreuung wie beispielsweise Arbeits-, Gesundheits- oder Sportwissenschaftler stellt eine weitere Strategie der UV-Träger dar, um dem Mangel an Arbeitsmedizinerinnen und Arbeitsmedizinern zu begegnen (Kunz, 2015). Ihre Integration in die arbeitsmedizinische und sicherheitstechnische Betreuung kann Unternehmerinnen und Unternehmer motivieren, die DGUV Vorschrift 2 umzusetzen. Neben dem Arbeitsschutz werden weitere Fachgebiete abgedeckt. Diese sind für Unternehmen, bedingt durch den demografischen Wandel und einen höheren Stellenwert der betrieblichen Gesundheitsförderung, von Relevanz. Entsprechende Angebotsausweitungen werden auch in den Interviews angeregt. Kirsch konnte in einer Studie zeigen, dass sich die Zufriedenheit der Betreuung durch den Einbezug weiterer Fachexpertise verbesserte und die Delegation von Aufgaben die Betriebsärztinnen und Betriebsärzte entlastete (Kirsch, 2015, S. 816).

Von den 32 Unternehmen, die an der Studie teilnahmen, wurden 24 durch eine Fachkraft für Arbeitssicherheit betreut. Die Beauftragung der Fachkraft für Arbeitssicherheit erfolgte größtenteils außerbetrieblich, Schwierigkeiten bei der Suche gab es nur in Einzelfällen. Aus zwei in Einkaufszentren lokalisierten Friseurbetrieben wurde berichtet, dass die salonbezogenen Arbeitsschutzanforderungen nicht ausreichend priorisiert würden, da die sicherheitstechnische Betreuung durch die Einkaufszentren gestellt wird. Eine Kinderbetreuungseinrichtung fühlte sich durch den Unternehmensträger nicht ausreichend zu Themen des Arbeitsschutze beraten. Somit können Barrieren für die betriebliche Umsetzung des Arbeitsschutzes durch übergeordnete Instanzen entstehen. Entsprechend kann die BGW durch eine intensive Betreuung von Unternehmensträgern zu einem verbesserten Arbeitsschutz in den angegliederten Unternehmen beitragen.

Nicht alle Unternehmerinnen und Unternehmen waren zufrieden mit der Betreuungsleistung durch die Fachkraft für Arbeitssicherheit, unter anderem wurde sich mehr Sachverstand für die Branche gewünscht. Eine Spezialisierung von Fachkräften für Arbeitssicherheit auf einzelne Branchen des Gesundheitsdienstes könnte zu einer bedarfsorientierteren und effektiveren Betreuung beitragen.

Die sicherheitstechnische Betreuung war in 20 von 26 Unternehmen mit einem Betreuungsmodell umgesetzt und bestand damit wesentlich häufiger als die betriebsärztliche Betreuung, die nur in 15 der Unternehmen umgesetzt wurde. Möglicherweise erscheint die Fachkunde der Fachkraft für Arbeitssicherheit relevanter für den Betriebsalltag. Fachkräfte für Arbeitssicherheit sollten die Bedeutung und die gesetzliche Verpflichtung einer betriebsärztlichen Betreuung in den Unternehmen vermitteln und die Umsetzung unterstützen.

Bezogen auf die zehn Face-to-Face Interviews wurde in fünf Unternehmen eine GFB durchgeführt. Nur jeweils einmal waren eine Fachkraft für Arbeitssicherheit und ein Betriebsarzt beteiligt, obwohl die Unterstützung der GFB eine Kernaufgabe der beiden Berufsgruppen ist (BGW, 2015b). Möglicherweise fördern die von der BGW angebotenen Handlungsanleitungen (BGW, o.J.b) die selbstständige Durchführung ausreichend, so dass eine Unterstützung von Fachkräften nicht benötigt wird. Von einigen Unternehmerinnen und Unternehmern wurde aber auch geäußert, dass die Betreuungskräfte ihren Aufgaben nicht ausreichend nachkommen.

Vor allem der finanzielle Aufwand für die Bereitstellung der betriebsärztlichen und sicherheitstechnischen Betreuung wurde kritisiert und kann damit eine Barriere für die Umsetzung der DGUV Vorschrift 2 bilden. In einem Fall wurde die Suche nach einer betriebsärztlichen Betreuung eingestellt, weil die Kosten zu hoch erschienen. Die Reaktionen auf die Frage, ob der UV-Träger die arbeitssicher-heitstechnische und betriebsärztliche Betreuung anhand der Mitgliedsbeiträge tragen sollte, fielen eher positiv aus. Möglicherweise wäre die Frage noch häufiger bejaht worden, wenn die Kosten in der Frage nicht erwähnt worden wären. Eine Bereitstellung der Fachkräfte durch den UV-Träger könnte nicht nur durch die entfallenden Suchkosten einen Anreiz für die Umsetzung der DGUV Vorschrift 2 bilden, sondern auch durch den Wegfall weiterer Kostenquellen. Der Beitrag für die Unfallversicherung wird von den Unternehmern grundsätzlich als zu hoch emp-funden. Es ist jedoch anzunehmen, dass die wahrgenommenen hohen Beiträge positiver bewertet würden, wenn sie die Bereitstellung der Betreuungskräfte bein-halten. Die Umsetzung der Betreuungsmodelle könnte so gefördert werden. Auf die Qualität der Leistung der Betreuungskräfte hätten die UV-Träger vermehrten Einfluss.

5.4 Barrieren für den Unfallversicherungsträger

Die Studie zeigte, dass vor allem kleine Unternehmen sehr schwer erreich-bar sind. Für die Unfallversicherungsträger (UV-Träger) liegt darin eine Barriere für die Umsetzung ihrer Aufgaben. Ohne Kenntnis dieser Problematik sagte ein Unternehmer aus, dass er Kleinbetriebe im Vergleich zu mittelgroßen Unterneh-men als weniger reguliert wahrnimmt.

Keiner der Unternehmerinnen und Unternehmen, die an einem Face-to-Face Interview teilnahmen, wurden bisher von einer Aufsichtsperson eines UV-Trägers besucht und beraten. Eine Aufsichtsperson hat die Chance, das Image der UV-Träger durch Aufklärung und persönliche Kommunikation vor Ort im Unternehmen zu verbessern. Da es dem UV-Träger nicht möglich ist, die Gesamtbreite der Unternehmen durch persönliche Beratung zu betreuen, könnten Multiplikatoren in Berufsverbänden oder Netzwerken die Bedeutung des Arbeitsschutzes und Wege zur Umsetzung mit wenig Aufwand an viele Unternehmen kommunizieren. Um die Umsetzbarkeit und Wirksamkeit solcher Maßnahmen zu testen, sollte eine Branche mit einem geringen Anteil an Kleinstbetrieben gewählt werden.

Die Reaktionen auf die UV-Träger während der Interviews fielen häufig negativ aus. Die Kritik bezog sich auf die Länge der Verfahren oder den eingeschränkten Handlungsspielraum der Unternehmerinnen und Unternehmer. Insbesondere die häufig geäußerte Kritik an zu hohen Beiträgen für die Unfallversicherung lässt darauf schließen, dass das Solidarprinzip der Unfallversicherung und die bei Bedarf umfangreichen Leistungen für die Versicherten möglicherweise nicht ausreichend bekannt sind. Es wurde sich eine freie Wahl des UV-Trägers gewünscht, um durch die Schaffung einer Wettbewerbssituation zwischen den UV-Trägern eine Leistungsverbesserung zu bewirken. Innerbetriebliche Präventionsmaßnahmen, die über die gesetzlichen Anforderungen hinaus umgesetzt werden, sollten Anerkennung durch eine Senkung der Beitragssätze finden.

Auffallend war, dass Unternehmen, die sich genauer mit den Angeboten und Leistungen der BGW befasst hatten, sehr positiv reagierten. Die Unternehmen schätzen die gut gestalteten Internetseiten und nutzen die bereitgestellten Informationen und Materialien.

Es besteht der Wunsch nach Checklisten für eine systematische Bearbeitung von Themen des Arbeitsschutzes, vor allem bei der Neugründung von Unternehmen. Möglicherweise sind die von der BGW angebotenen Checklisten nicht ausreichend bekannt. Für kleine und mittelgroße Unternehmen ohne entsprechende Stabsfunktionen für die Umsetzung des Arbeitsschutzes können Checklisten eine wertvolle Unterstützung darstellen.

Weiterhin wird eine Vereinfachung der Betreuungsmodelle und der Gefährdungsbeurteilung gewünscht, um die Umsetzung des Arbeitsschutzes zu erleichtern und mit weniger Aufwand in den Arbeitsalltag zu integrieren.

5.5 Reflektion des methodischen Vorgehens

Im Rahmen der vorliegenden Studie konnten neue Erkenntnisse zur Umsetzung der DGUV Vorschrift 2 in kleinen und mittelgroßen Unternehmen der Gesundheitsbranche gewonnen werden. Nur drei von 221 Unternehmen sagten bereits nach Erhalt des Anschreibens die Teilnahme zu. Erst durch die telefonische Nachverfolgung konnten weitere 29 Unternehmen für die Teilnahme gewonnen werden und rechtfertigen damit deren hohen Aufwand. Der Vermerk einer Betriebsnummer auf der Antwortkarte hätte eine bessere Zuordnung von

Absagen ermöglicht. Dies hätte die Zahl der Unternehmen für die telefonische Nachverfolgung reduziert. Aus datenschutzrechtlichen Gründen wurde darauf verzichtet.

Einige Limitationen beschränken die Aussagekraft der Studie. Die Stichprobe ist zu klein um Ergebnisse zu verallgemeinern. Trotzdem können von den Ergebnissen Fragen für eine quantitative Befragung BGW versicherter Unternehmen abgeleitet werden, um zu untersuchen, ob sich die erhobenen Ergebnisse für eine größere Stichprobe bestätigen. Die Befragung könnte gemeinsam mit der Anfrage zum Nachweis der betriebsärztlichen und sicherheitstechnischen Betreuung an Unternehmen verschickt werden. Von den Ergebnissen könnten Maßnahmen abgeleitet werden, die eine Umsetzung gesetzlicher Vorgaben innerhalb der Gesundheitsbranchen fördern.

Die Antwortkategorien zu den Vorteilen der Betreuungsmodelle wurden zum Teil aus einer Publikation für die Baubranche abgeleitet (BG Bau, 2011) und repräsentieren möglicherweise nicht die Gesundheitsbranche. Es zeigten sich aber in Hinblick auf die erhobenen Barrieren viele Übereinstimmungen.

Für die Telefoninterviews wurden nur die Vorteile der Regelbetreuung in den Fragebogen integriert und auch den Unternehmen mit einer Alternativ-Betreuung vorgelesen. Dies kann zu einer Verzerrung der Ergebnisse geführt haben.

Im Face-to-Face Interview wurde häufiger zu Vor- und Nachteilen der Betreuungsmodelle Stellung genommen als im Telefoninterview. Die Bedenkzeit war im Face-to-Face Interview größer. Möglicherweise hätten auch Nachteile zur Auswahl gestellt werden müssen.

Die Fachkraft für Arbeitssicherheit wurde zur Durchführung der Face-to-Face Interviews geschult, dennoch fehlte die Erfahrung in der Durchführung von Interviews. Dies könnte zu Fehlern beim Ausfüllen der Erhebungsinstrumente geführt haben.

Eine Befragung zur Umsetzung der DGUV Vorschrift 2 stellt ein sensibles Thema dar. Versäumnisse in der Umsetzung können rechtliche Konsequenzen für die Unternehmerinnen und Unternehmer haben. Die Bereitschaft zur Teilnahme sowie das Antwortverhalten können dadurch beeinflusst worden sein. Trotzdem ist es gelungen auch Unternehmen in die Befragung einzuschließen, die bisher keines der vorgeschriebenen Modelle umgesetzt hatten.

6 Fazit

Die Regelbetreuung stellt das bevorzugte Betreuungsmodell dar. Es trägt durch die Delegation von Aufgaben zur Entlastung der Unternehmerinnen und Unternehmer bei. Die sicherheitstechnische Betreuung wird häufiger umgesetzt als die betriebsärztliche Betreuung. Bestehende Defizite in der Umsetzung der DGUV Vorschrift 2 sind vorrangig durch Informationslücken und den Kostenfaktor bedingt. Das Verständnis für das präventive Handeln ist noch nicht so weit ausgeprägt, dass die Beiträge für die Unfallversicherung als gerechtfertigt wahrgenommen werden. Die betriebsärztliche und sicherheitstechnische Betreuung als Leistung der UV-Träger stellt eine Möglichkeit dar, den betrieblichen Arbeitsschutz zu fördern. Die UV-Träger könnten dadurch vermehrt auf den Arbeitsalltag der Unternehmen einwirken. Für die verantwortlichen Akteure sind weitere Bemühungen notwendig, um kleine und mittelgroße Betriebe zu erreichen und für das Thema Prävention zu sensibilisieren.

Literaturverzeichnis

Barth, C., Hamacher, W., & Eickholt, C. (2014). *Arbeitsmedizinischer Betreuungsbedarf in Deutschland. (Bundesanstalt für Arbeitsschutz undArbeitsmedizin, Hrsg.) Abgerufen am 18. 07. 2016 von http://www.baua.de/de/Publikationen/Fachbeitraege/F2326.html*

BAUA. (2011). *Arbeitsschutz in kleinen Betrieben. Abgerufen am 18. 07. 2016 von Initiative neue Qualität der Arbeit / Bundesanstalt für Arbeitsschutz und Arbeitsmedizin: http://www.inqa.de/SharedDocs/ PDFs/DE/Publikationen/arbeitsschutz-in-kleinen-betrieben.pdf?__blob=publicationFile*

Bauer, M., & Engeldinger, A. (2003). *Arbeits- und Gesundheitsschutz in klein- und mittelständischen Unternehmen. München: Wolters Kluwer Deutschland.*

BDA. (2016). *Betriebsärztemangel – Handeln erforderlich! Abgerufen am 26. 07. 2016 von Bundesvereinigung der Deutschen Arbeitgeberverbände: http://www.arbeitgeber.de/www/arbeitgeber. nsf/id/de_betriebsaerztemangel*

Bell, F., Edelhäuser, S., & Rahnfeld, M. (2016). *Evaluation der DGUV Vorschrift 2. DGUV Forum 1–2, S. 22–25.*

BG Bau. (2011). *Vorteile für Kleinunternehmer. BG BAU aktuell 3/2011, S. 22–24. Abgerufen am 18. 07 2016 von http://www.bgbau.de/seminare/download/betreuung.pdf*

BGW. (2014). *Informationen zur DGUV Vorschrift 2. Abgerufen am 14. 07. 2016 von Berufsgenossenschaft für Gesundheitsdienst und Wohlfahrtspflege: https://www.bgw-online.de/SharedDocs/ Downloads/DE/Medientypen/bgw-themen/TP-DGUV2_Informationen_zur_DGUV2_Download. pdf?__blob=publicationFile*

BGW. (2015a). *Satzung der Berufsgenossenschaft für Gesundheitsdienst und Wohlfahrtspflege. Abgerufen am 14. 07. 2016 von Berufsgenossenschaft für Gesundheitsdienst und Wohlfahrtspflege: https://www.bgw-online.de/SharedDocs/Downloads/DE/Medientypen/bgw-grundlagen/U010- Satzung_Download.pdf?__blob=publicationFile*

BGW. (2015b). *Betriebsärzte und Fachkräfte für Arbeitssicherheit - Unfallverhütungsvorschrift (DGUV Vorschrift 2). Abgerufen am 14. 07. 2016 von Berufsgenossenschaft für Gesundheitsdienst und Wohlfahrtspflege: https://www.bgw-online.de/SharedDocs/Downloads/DE/Medientypen/ DGUV_vorschrift-regel/DGUV-Vorschrift2-Betriebsaerzte-und-Fachkraefte-fuer-Arbeitssicherheit_ Download.pdf?__blob=publicationFile*

BGW. (o.J.a). *Über uns. Abgerufen am 14. 07. 2016 von Berufsgenossenschaft für Gesundheitsdienst und Wohlfahrtspflege: https://www.bgw-online.de/DE/UeberUns/UeberUns_node.html*

BGW. (o.J.b). *Gefährdungsbeurteilung mit System. Abgerufen am 26. 07. 2016 von Berufsgenossenschaft für Gesundheitsdienst und Wohlfahrtspflege: https://www.bgw-online.de/DE/Arbeitssicherheit- Gesundheitsschutz/Gefaehrdungsbeurteilung/Gefaehrdungsbeurteilung_node.html*

BGW. (o.J.c). *Beiträge in der BGW. Abgerufen am 27. 07. 2016 von Berufsgenossenschaft für Gesundheitsdienst und Wohlfahrtspflege: https://www.bgw-online.de/DE/Leistungen-Beitrag/ Beitrag/Beitrag_node.html*

BGW. (o.J.d). *Beitragssystem & Berechnung. Abgerufen am 27. 07. 2016 von Berufsgenossenschaft für Gesundheitsdienst und Wohlfahrtspflege: https://www.bgw-online.de/DE/Leistungen-Beitrag/ Beitrag/Beitragssystem/Beitragssystem.html*

BMJV. (o.J.a). *Gesetz über die Durchführung von Maßnahmen des Arbeitsschutzes zur Verbesserung der Sicherheit und des Gesundheitsschutzes der Beschäftigten bei der Arbeit. Abgerufen am 13. 07. 2016 von Bundesministerium der Justiz und für Verbraucherschutz: http://www.gesetze-im-inter net.de/arbschg/*

BMJV. (o.J.b). *Gesetz über Betriebsärzte, Sicherheitsingenieure und andere Fachkräfte für Arbeitssicherheit. Abgerufen am 13. 07. 2016 von Bundesministerium der Justiz und für Verbraucherschutz: http://www.gesetze-im-internet.de/asig/index.html*

BMJV. (o.J.c). *Siebtes Buch Sozialgesetzbuch - Gesetzliche Unfallversicherung – (Artikel 1 des Gesetzes vom 7. August 1996, BGBl. I S. 1254). Abgerufen am 14. 07. 2016 von Bundesministerium der Justiz und für Verbraucherschutz: http://www.gesetze-im-internet.de/sgb_7/BJNR125410996.html# BJNR125410996BJNG001600000*

DAK. (2014). *Gesundheitsreport 2014. Abgerufen am 27.07.2016 von Deutsche Angestellten Krankenkasse: https://www.dak.de/dak/download/Vollstaendiger_bundesweiter_Gesundheitsreport_ 2014-1374196.pdf*

DGUV. (2010). *DGUV Vorschrift 2 – Hintergrundinformation für die Beratungspraxis. Abgerufen am 14. 07. 2016 von Deutsche Gesetzliche Unfallversicherung e.V.: http://www.dguv.de/medien/ inhalt/praevention/vorschr_regeln/documents/dguv_v2_hand.pdf*

DGUV. (o.J.a). *DGUV-Statistiken für die Praxis 2014. Abgerufen am 18. 07. 2016 von Deutsche Gesetzliche Unfallversicherung: http://www.dguv.de/medien/inhalt/zahlen/documents/dguv-statistiken2014d.pdf*

DGUV. (o.J.b). *Mitglieder. Abgerufen am 14. 07. 2016 von Deutsche Gesetzliche Unfallversicherung: http://www.dguv.de/de/wir-ueber-uns/mitglieder/index.jsp*

DGUV. (o.J.c). *Aufgaben. Abgerufen am 14. 07. 2016 von Deutsche gesetzliche Unfallversicherung: http://www.dguv.de/de/wir-ueber-uns/aufgaben/index.jsp*

dpa/aerzteblatt.de. (20. 07. 2016). *Kommunen befürchten wachsenden Hausärztemangel. Abgerufen am 26. 07. 2016 von Deutsches Ärzteblatt: http://www.aerzteblatt.de/treffer?mode=s&wo=17& typ=1&nid=69655&s=Hausarztmangel*

Eichendorf, W., & Bell, F. (2015). *Ärztinnen und Ärzte im Betrieb – Phänomen mit Seltenheitswert? DGUV Forum 4 / 2015, S. 10–11.*

Gelbe Seiten. (o.J.). *Abgerufen am 12. 02. 2016 von http://www.gelbeseiten.de/branchenbuch*

Kirsch, F. (2015). *Die zukunfts- und praxisorientierte Gestaltung der betriebsärztlichen Betreuung – Ein Modellprojekt. ASU Arbeitsmedizin Sozialmedizin Umweltmedizin, 50, S. 810-817.*

Kunz, T. (2015). *Integration weitere Professionen. DGUV Forum 4/S. 20.*

lesniewski-Fotolia.com. (o.J.). *Wandsbek. Abgerufen am 19. 07. 2016 von „Der Jugendserver-Hamburg" http://www.jugendserver-hamburg.de/bilder/Wandsbek.jpg*

Meinel, H. (2015). *Betrieblicher Gesundheitsschutz. Landsberg am Lech: ecomed SICHERHEIT.*

Schwede, J. (2015). *Praxisleitfaden Gesetzliche Unfallversicherung (SGBVII). Landsberg am Lech: ecomed SICHERHEIT.*

Abbildungsverzeichnis

Tabellenverzeichnis

Abkürzungsverzeichnis

ArbSchG   Arbeitsschutzgeset

ASiG   Arbeitssicherheitsgesetz

BDA   Bundesvereinigung der Deutschen Arbeitgeberverbände

BGW   Berufsgenossenschaft für Gesundheitsdienst und
Wohlfahrtspflege

GFB   Gefährdungsbeurteilung

SGB   Sozialgesetzbuch

UV-Träger   Unfallversicherungsträger

Autoren

Susanne Steinke

Susanne Steinke, M.Sc. Gesundheitswissenschaftlerin, studierte Health Sciences an der Hochschule für Angewandte Wissenschaften in Hamburg. Seit 2016 ist sie als wissenschaftliche Mitarbeiterin am Competenzzentrum Epidemiologie und Versorgungsforschung bei Pflegeberufen (CVcare) des Instituts für Versorgungsforschung in der Dermatologie und bei Pflegeberufen (IVDP) am Universitätsklinikum Hamburg-Eppendorf tätig.

Tina Ohnesorge

Tina Ohnesorge war 2011 bis 2013 nach ihrer dortigen Ausbildung zur Sozialversicherungsfachangestellten als Assistenz in der Abteilung Grundlagen der Prävention und Rehabilitation (GPR) der Berufsgenossenschaft für Gesundheitsdienst und Wohlfahrt (BGW) tätig. 2016 schloss sie das Studium Sozialversicherung mit dem Schwerpunkt Unfallversicherung erfolgreich mit dem Bachelor ab und wechselte anschließend in den Bereich Unternehmerbetreuung der BGW.

Dr. med. Grita Schedlbauer

Dr. med. Grita Schedlbauer betreute als Betriebsärztin von 1999 bis 2005 kleine und mittelständische Betriebe aller Art. Seit 2005 ist sie als Arbeitsmedizinerin bei der Berufsgenossenschaft für Gesundheitsdienst und Wohlfahrtspflege (BGW) in der Abteilung Grundlagen der Prävention und Rehabilitation (GPR) tätig. Seit 2016 leitet sie dort den Bereich Arbeitsmedizin.

Dr. P.H. Anja Schablon

Dr. P.H. Anja Schablon studierte Gesundheitswissenschaft an der Hochschule für angewandte Wissenschaften in Hamburg und promovierte im Fachbereich Human-/Gesundheitswissenschaften an der Universität Bremen. Seit 2010 ist sie als wissenschaftliche Mitarbeiterin am Competenzzentrum Epidemiologie und Versorgungsforschung bei Pflegeberufen (CVcare) des Instituts für Versorgungsforschung in der Dermatologie und bei Pflegeberufen (IVDP) am Universitätsklinikum Hamburg-Eppendorf tätig.

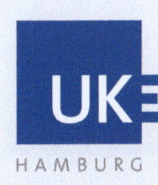

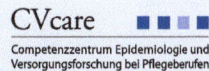

Datum: |___|___| |___|___| |___|___|___|___|

Unternehmen Nummer: |___|___|___|___|

Interviewpartner: ☐ männlich ☐ weiblich
(zutreffendes ankreuzen)

Anzahl Mitarbeiter: |___|___|___|

Betriebsgröße: ☐ Kleinbetrieb

☐ mittelgroßer Betrieb
(zutreffendes ankreuzen)

ASiG Fragebogen für Kleinbetriebe (K) bis 10 Beschäftigte

KA	Angaben zur Person und zum Unternehmen

KA 1) In welcher Funktion sind Sie im Unternehmen tätig?

☐ Leitungskraft
☐ Sicherheitsbeauftragte/r
☐ ....

KA 2) Seit wann sind Sie im Unternehmen tätig?

|___|___|___|___| (Jahr)

KA 3) Was ist Ihr beruflicher Hintergrund?

....

KA 4) Um welchen Betrieb handelt es sich?

☐ Ambulanter Pflegedienst   ☐ Kosmetikstudio
☐ Apotheke   ☐ Massagepraxis
☐ Arztpraxis   ☐ Physiotherapeutische Praxis
☐ Friseur   ☐ Tierarztpraxis
☐ Kindertagesstätte   ☐ Zahnarztpraxis

KA 5) Handelt es sich um ein ...

☐ Einzelunternehmen
☐ Trägergebundenes Unternehmen
☐ ....

KA 6) Wird das Unternehmen durch einen Betriebsarzt oder eine Betriebsärztin betreut?

☐ ja   ☐ nein, weil *(Mehrfachnennungen möglich)*
☐ unsicher   ☐ keinen Betriebsarzt gefunden
☐ Notwendigkeit nicht bekannt
☐ anderer Grund ....

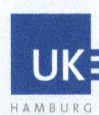

KA 7) **Wird das Unternehmen durch eine Fachkraft für Arbeitssicherheit betreut?**

☐ ja

☐ unsicher

☐ nein, weil *(Mehrfachnennungen möglich)*

    ☐ keine Fachkraft für Arbeitssicherheit gefunden

    ☐ Notwendigkeit nicht bekannt

    ☐ anderer Grund ....

KA 8) **Wissen Sie was eine Gefährdungsbeurteilung ist?**

☐ ja

☐ unsicher   → weiter KA 14

☐ nein   → weiter KA 14

KA 9) **Wurde im Unternehmen schon einmal eine Gefährdungsbeurteilung durchgeführt?**

☐ ja/wann zuletzt .... → weiter KA 11

☐ unsicher   → weiter KA 14

☐ nein

KA 10) **Falls nicht, warum wurde noch keine Gefährdungsbeurteilung durchgeführt?**

☐ keine Zeit

☐ keine Handlungsanleitung

☐ Notwendigkeit nicht bekannt   } → weiter KA 14

☐ anderer Grund

KA 11) **Worauf bezog sich die Gefährdungsbeurteilung?** *(Mehrfachnennungen möglich)*

☐ auf eine Tätigkeit

☐ auf einen Arbeitsbereich

☐ auf ein bestimmtes Problem

☐ unsicher

KA 12) **Welche inhaltliche Fragestellung wurde bearbeitet?** *(s. Anlage Interviewer, Mehrfachnennungen möglich)*

☐ Arbeitsplatzgestaltung   ☐ Physikalische Einwirkungen

☐ Chemische Einwirkungen   ☐ Biologische Einwirkungen

☐ Qualifikation der Beschäftigten   ☐ Psychische Belastungen

☐ unsicher

KA 13) **Wer hat die Gefährdungsbeurteilung beratend begleitet?**
(Mehrfachnennungen möglich)

☐ Unternehmensleitung/Träger   ☐ Führungskraft

☐ Betriebsarzt   ☐ Fachkraft für Arbeitssicherheit

☐ Sicherheitsbeauftragter   ☐ Person aus der Mitarbeitervertretung

☐ Unternehmerschulung   ☐ unsicher

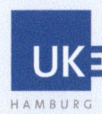

KA 14) Wie wichtig war das Thema Arbeitsschutz in Ihrem Unternehmen bisher?

☐ eher wichtig

☐ teils, teils

☐ eher unwichtig

KA 15) Wurde in Ihrem Unternehmen jemals eine Beratung durch eine Aufsichtsperson des Unfallversicherungsträgers durchgeführt?

☐ ja, wann zuletzt? | | | | | (Jahr)

☐ unsicher → weiter Block KB

☐ nein → weiter Block KB

KA 16) Wie zufrieden waren Sie mit der Beratung durch die Aufsichtsperson?

☐ eher zufrieden

☐ teils, teils

☐ eher unzufrieden

KB   Betreuungsform Kleinbetriebe

KB: Welche Betreuungsform wurde für das Unternehmen gewählt?

☐ Regelbetreuung → weiter Block KB 1

☐ Alternativ-Betreuung (Unternehmermodel) → weiter Block KB 2

☐ Keine der genannten Betreuungsformen → weiter Block KB 3

KB 1 Regelbetreuung ....

KB 1.1) Wir möchten gerne wissen, warum Sie sich für diese Betreuungsform entschieden haben. Welche dieser Vorteile treffen zu? Gibt es Nachteile? *(Mehrfachnennungen möglich)*

Vorteile: Nachteile:

☐ Fachkompetente Ansprechpartner   ☐ ....

☐ Zeitersparnis   ☐ ....

☐ Delegation von Aufgaben   ☐ ....

☐ Kein Konflikt Arbeitgeber/Arbeitnehmer ☐ ....

☐ .... ☐ ....

☐ .... ☐ ....

(Quelle: inqa.de: Arbeitsschutz in kleinen Betrieben)

KB 1.2) Hat Ihr Unternehmen in den letzten 5 Jahren Leistungen der Grundbetreuung in Anspruch genommen? *(s. Anlage Interviewer, Mehrfachnennungen möglich)*

☐ Ja, folgende

　　　☐ Unterstützung bei der Gefährdungsbeurteilung

　　　☐ Unterstützung bei grundlegenden Maßnahmen der Arbeitsgestaltung

　　　☐ Unterstützung des Betriebes bei der Organisation und Integration des Arbeitsschutzes

☐ unsicher

☐ nein

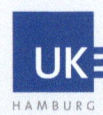

KB 1.3) Hat Ihr Unternehmen schon einmal Leistungen der Anlassbetreuung *(themenbezogen)*
in Anspruch genommen? *(s. Anlage Interviewer)*

☐ ja, wann zuletzt? |＿|＿|＿|＿| (Jahr)

☐ unsicher → weiter Block KC

☐ nein → weiter Block KC

KB 1.4) Was war der Anlass für die Inanspruchnahme? *(s. Anlage Interviewer, Mehrfachnennungen möglich)*

☐ Technische Veränderungen und sicherheitstechnische Überprüfungen

☐ Organisatorische Veränderungen

☐ Gesundheit der Mitarbeiter

☐ Umgang mit Gefahrstoffen

KB 1.5) Wer führte die Anlassbetreuung durch? *(s. Anlage Interviewer, Mehrfachnennungen möglich)*

☐ Betriebsarzt

☐ Fachkraft für Arbeitssicherheit

☐ andere Person mit anlassbezogener Fachkunde

☐ ....

☐ unsicher

→ weiter Block KC

KB 2 Alternativ-Betreuung (Unternehmermodel) . . . .

KB 2.1) Wir möchten gerne wissen, warum Sie sich für diese Betreuungsform entschieden haben.
Welche dieser Vorteile treffen zu? Gibt es Nachteile? *(Mehrfachnennungen möglich)*

Vorteile:	Nachteile:
☐ Fachkompetenz im Betrieb vor Ort	☐ ....
☐ Mehr Flexibilität	☐ ....
☐ Kostenlose Schulungen durch UVT	☐ ....
☐ Umsetzung aus eigener Hand	☐ ....
☐ Gestaltungsspielraum in der Organisation	☐ ....
☐	☐ ....
☐	☐ ....

(Quelle: BG Bau aktuell: Vorteile für Kleinunternehmer")

KB 2.2) Haben Mitglieder der Unternehmensleitung in den letzten 5 Jahren an Fortbildungsmaßnahmen
zum Arbeitsschutz teilgenommen?

☐ ja

☐ unsicher

☐ nein

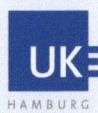

KB 2.3) Hat Ihr Unternehmen schon einmal Leistungen der Anlassbetreuung *(themenbezogen)*
in Anspruch genommen?

☐ ja, wann zuletzt? |___|___|___|___| (Jahr)

☐ unsicher → weiter Block KC

☐ nein → weiter Block KC

KB 2.4) Was war der Anlass für die Inanspruchnahme? *(s. Anlage Interviewer, Mehrfachnennungen möglich)*

☐ Technische Veränderungen und sicherheitstechnische Überprüfungen

☐ Organisatorische Veränderungen

☐ Gesundheit der Mitarbeiter

☐ Umgang mit Gefahrstoffen

KB 2.5) Wer führte die Anlassbetreuung durch? *(Mehrfachnennungen möglich)*

☐ Betriebsarzt

☐ Fachkraft für Arbeitssicherheit

☐ andere Person mit anlassbezogener Fachkunde

☐ ....

☐ unsicher

→ weiter Block KC

KB 3   Keine der genannten Betreuungsformen . . . .

KB 3.1) Aus welchem Grund gibt es in Ihrem Unternehmen keine betriebsärztliche und
sicherheitstechnische Betreuung? *(Mehrfachnennungen möglich)*

☐ unsicher

☐ Verpflichtung nicht bekannt

☐ keine Zeit sich damit zu beschäftigen

☐ Finanzierung nicht möglich

☐ Ansprechpartner nicht bekannt

☐ Betriebliche Hürden für eine Umsetzung: ....
....

KB 3.2) Wünschen Sie sich mehr Unterstützung von Ihrem Unfallversicherungsträger bei der
Umsetzung des Arbeitsschutzes?

☐ Ja, folgende ....

☐ unsicher

☐ nein

Ende der Befragung

Eine kostenlose Beratung ist

☐ gewünscht

☐ unsicher

☐ nicht gewünscht

Vielen Dank für Ihre Teilnahme.

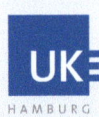

KC	Betreuungskräfte und Unfallversicherungsträger

KC 1) Wie erfolgt die Beauftragung der Fachkraft für Arbeitssicherheit?

☐ außerbetrieblich
☐ über den Träger unseres Unternehmens
☐ anders ....
☐ unsicher

KC 2) Gab es Schwierigkeiten eine Fachkraft für Arbeitssicherheit zu finden?

☐ ja, weil..
☐ unsicher
☐ nein

KC 3) Wie zufrieden sind Sie mit der Betreuungsleistung Ihrer Fachkraft für Arbeitssicherheit?

☐ zufrieden
☐ teils, teils
☐ unzufrieden

KC 4) Wie erfolgt die betriebsärztliche Betreuung?

☐ außerbetrieblich
☐ über den Träger unseres Unternehmens
☐ anders ....
☐ unsicher

KC 5) Gab es Schwierigkeiten einen Betriebsarzt zu finden?

☐ ja, weil..
☐ unsicher
☐ nein

KC 6) Wie zufrieden sind Sie mit der Betreuungsleistung Ihres Betriebsarztes?

☐ zufrieden
☐ teils, teils
☐ unzufrieden

KC 7) Wurden im Unternehmen Sicherheitsbeauftragte benannt?

☐ ja
☐ unsicher
☐ nein
    Grund ....

KC 8) Würden Sie es gut finden, wenn Ihr Unfallversicherungsträger Sie bei der Suche nach einer betriebsärztlichen und sicherheitstechnischen Betreuung konkret unterstützt und Ihnen passende Dienstleistungen anbietet?

☐ ja, weil ....
☐ unsicher
☐ nein, weil ....

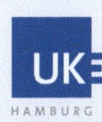

KC 9) Würden Sie es gut finden, wenn Ihr Mitgliedsbeitrag bei Ihrem Unfallversicherungsträger eine betriebsärztliche Betreuung und die Betreuung durch eine Fachkraft für Arbeitssicherheit beinhalten würden?

☐ ja
☐ unsicher
☐ nein

KC 10) **Fragen und Ergänzungen** (Was fehlt?/Was wünschen Sie sich?)

....

....

....

....

Eine kostenlose Beratung ist

☐ gewünscht
☐ unsicher
☐ nicht gewünscht

Vielen Dank für Ihre Teilnahme.

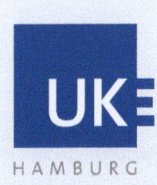

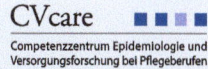

Competenzzentrum Epidemiologie und
Versorgungsforschung bei Pflegeberufen

Datum: ☐☐☐ ☐☐☐ ☐☐☐☐

Unternehmen Nummer: ☐☐☐☐☐

Interviewpartner: ☐ männlich ☐ weiblich
(zutreffendes ankreuzen)

Anzahl Mitarbeiter: ☐☐☐☐

Betriebsgröße: ☐ Kleinbetrieb

☐ mittelgroßer Betrieb
(zutreffendes ankreuzen)

ASiG Fragebogen für Mittelgroße Betriebe (M) >10 bis 50 Beschäftigte

MA	Angaben zur Person und zum Unternehmen

MA 1) In welcher Funktion sind Sie im Unternehmen tätig?

☐ Leitungskraft
☐ Sicherheitsbeauftragte/r
☐ ....

MA 2) Seit wann sind Sie im Unternehmen tätig?

☐☐☐☐☐ (Jahr)

MA 3) Was ist Ihr beruflicher Hintergrund?

....

MA 4) Um welchen Betrieb handelt es sich?

☐ Ambulanter Pflegedienst ☐ Kosmetikstudio
☐ Apotheke ☐ Massagepraxis
☐ Arztpraxis ☐ Physiotherapeutische Praxis
☐ Friseur ☐ Tierarztpraxis
☐ Kindertagesstätte ☐ Zahnarztpraxis

MA 5) Handelt es sich um ein …

☐ Einzelunternehmen
☐ Trägergebundenes Unternehmen
☐ ....

MA 6) Wird das Unternehmen durch einen Betriebsarzt oder eine Betriebsärztin betreut?

☐ ja ☐ nein, weil *(Mehrfachnennungen möglich)*
☐ unsicher ☐ keinen Betriebsarzt gefunden
☐ Notwendigkeit nicht bekannt
☐ anderer Grund ....

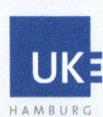

MA 7) **Wird das Unternehmen durch eine Fachkraft für Arbeitssicherheit betreut?**

- ☐ ja
- ☐ unsicher
- ☐ nein, weil *(Mehrfachnennungen möglich)*
  - ☐ keine Fachkraft für Arbeitssicherheit gefunden
  - ☐ Notwendigkeit nicht bekannt
  - ☐ anderer Grund ....

MA 8) **Wissen Sie was eine Gefährdungsbeurteilung ist?**

- ☐ ja
- ☐ unsicher → weiter MA 14
- ☐ nein → weiter MA 14

MA 9) **Wurde im Unternehmen schon einmal eine Gefährdungsbeurteilung durchgeführt?**

- ☐ ja/wann zuletzt .... → weiter MA 11
- ☐ unsicher → weiter MA 14
- ☐ nein

MA 10) **Falls nicht, warum wurde noch keine Gefährdungsbeurteilung durchgeführt?**

- ☐ keine Zeit
- ☐ keine Handlungsanleitung
- ☐ Notwendigkeit nicht bekannt
- ☐ anderer Grund
  } → weiter MA 14

MA 11) **Worauf bezog sich die Gefährdungsbeurteilung?** *(Mehrfachnennungen möglich)*

- ☐ auf eine Tätigkeit
- ☐ auf einen Arbeitsbereich
- ☐ auf ein bestimmtes Problem
- ☐ unsicher

MA 12) **Welche inhaltliche Fragestellung wurde bearbeitet?** *(s. Anlage Interviewer, Mehrfachnennungen möglich)*

- ☐ Arbeitsplatzgestaltung
- ☐ Physikalische Einwirkungen
- ☐ Chemische Einwirkungen
- ☐ Biologische Einwirkungen
- ☐ Qualifikation der Beschäftigten
- ☐ Psychische Belastungen
- ☐ unsicher

MA 13) **Wer hat die Gefährdungsbeurteilung beratend begleitet?**
(Mehrfachnennungen möglich)

- ☐ Unternehmensleitung/Träger
- ☐ Führungskraft
- ☐ Betriebsarzt
- ☐ Fachkraft für Arbeitssicherheit
- ☐ Sicherheitsbeauftragter
- ☐ Person aus der Mitarbeitervertretung
- ☐ Unternehmerschulung
- ☐ unsicher

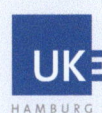

MA 14) Wie wichtig war das Thema Arbeitsschutz in Ihrem Unternehmen bisher?

☐ eher wichtig

☐ teils, teils

☐ eher unwichtig

MA 15) Wurde in Ihrem Unternehmen jemals eine Beratung durch eine Aufsichtsperson des Unfallversicherungsträgers durchgeführt?

☐ ja, wann zuletzt? | | | | | (Jahr)

☐ unsicher → weiter Block MB

☐ nein → weiter Block MB

MA 16) Wie zufrieden waren Sie mit der Beratung durch die Aufsichtsperson?

☐ eher zufrieden

☐ teils, teils

☐ eher unzufrieden

MB	Betreuungsform mittelgroße Betriebe

KB: Welche Betreuungsform wurde für das Unternehmen gewählt?

☐ Regelbetreuung → weiter Block MB 1

☐ Alternativ-Betreuung (Unternehmermodel) → weiter Block MB 2

☐ Keine der genannten Betreuungsformen → weiter Block MB 3

MB 1 Regelbetreuung ....

MB 1.1) Wir möchten gerne wissen, warum Sie sich für diese Betreuungsform entschieden haben. Welche dieser Vorteile treffen zu? Gibt es Nachteile? *(Mehrfachnennungen möglich)*

Vorteile: Nachteile:

☐ Fachkompetente Ansprechpartner   ☐ ....

☐ Zeitersparnis   ☐ ....

☐ Delegation von Aufgaben   ☐ ....

☐ Kein Konflikt Arbeitgeber/Arbeitnehmer   ☐ ....

☐ ....   ☐ ....

☐ ....   ☐ ....

(Quelle: inqa.de: Arbeitsschutz in kleinen Betrieben)

MB 1.2) Hat Ihr Unternehmen in den letzten 5 Jahren Leistungen der Grundbetreuung in Anspruch genommen? *(s. Anlage Interviewer, Mehrfachnennungen möglich)*

☐ Ja, folgende

       ☐ Unterstützung bei der Gefährdungsbeurteilung

       ☐ Unterstützung bei grundlegenden Maßnahmen der Arbeitsgestaltung

       ☐ Unterstützung des Betriebes bei der Organisation und Integration des Arbeitsschutzes

☐ unsicher

☐ nein

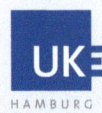

MB 1.3) Wurde in Ihrem Unternehmen der betriebsspezifische Betreuungsbedarf ermittelt?

☐ ja, wann zuletzt? |___|___|___|___| (Jahr)
☐ unsicher → weiter Block MC
☐ nein → weiter Block MC

MB 1.4) Wurde der betriebsspezifische Betreuungsbedarf mit Beratung einer Fachkraft für Arbeitssicherheit ermittelt?

☐ ja
☐ unsicher
☐ nein

MB 1.5) Wurde der betriebsspezifische Betreuungsbedarf mit Beratung eines Betriebsarztes ermittelt?)

☐ ja
☐ unsicher
☐ nein

→ weiter Block MC

MB 2 Alternativ-Betreuung (Unternehmermodel) . . . .

MB 2.1) Wir möchten gerne wissen, warum Sie sich für diese Betreuungsform entschieden haben.
Welche dieser Vorteile treffen zu? Gibt es Nachteile? *(Mehrfachnennungen möglich)*

Vorteile:	**Nachteile:**
☐ Fachkompetenz im Betrieb vor Ort	☐ ....
☐ Mehr Flexibilität	☐ ....
☐ Kostenlose Schulungen durch UVT	☐ ....
☐ Umsetzung aus eigener Hand	☐ ....
☐ Gestaltungsspielraum in der Organisation	☐ ....
☐	☐ ....
☐	☐ ....

(Quelle: BG Bau aktuell: Vorteile für Kleinunternehmer)

MB 2.2) Haben Mitglieder der Unternehmensleitung in den letzten 5 Jahren an Fortbildungsmaßnahmen
zum Arbeitsschutz teilgenommen?

☐ ja
☐ unsicher
☐ nein

MB 2.3) Hat Ihr Unternehmen schon einmal Leistungen der Anlassbetreuung *(themenbezogen)*
in Anspruch genommen?

☐ ja, wann zuletzt? |___|___|___|___| (Jahr)
☐ unsicher → weiter Block MC
☐ nein → weiter Block MC

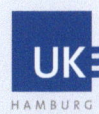

MB 2.4) Was war der Anlass für die Inanspruchnahme? *(s. Anlage Interviewer, Mehrfachnennungen möglich)*

- ☐ Technische Veränderungen und sicherheitstechnische Überprüfungen
- ☐ Organisatorische Veränderungen
- ☐ Gesundheit der Mitarbeiter
- ☐ Umgang mit Gefahrstoffen

MB 2.5) Wer führte die Anlassbetreuung durch? *(Mehrfachnennungen möglich)*

- ☐ Betriebsarzt
- ☐ Fachkraft für Arbeitssicherheit
- ☐ andere Person mit anlassbezogener Fachkunde
- ☐ ....
- ☐ unsicher

→ weiter Block KC

MB 3 Keine der genannten Betreuungsformen . . . .

MB 3.1) Aus welchem Grund gibt es in Ihrem Unternehmen keine betriebsärztliche und sicherheitstechnische Betreuung? *(Mehrfachnennungen möglich)*

- ☐ unsicher
- ☐ Verpflichtung nicht bekannt
- ☐ keine Zeit sich damit zu beschäftigen
- ☐ Finanzierung nicht möglich
- ☐ Ansprechpartner nicht bekannt
- ☐ Betriebliche Hürden für eine Umsetzung: ....
  ....

MB 3.2) Wünschen Sie sich mehr Unterstützung von Ihrem Unfallversicherungsträger bei der Umsetzung des Arbeitsschutzes?

- ☐ Ja, folgende ....
- ☐ unsicher
- ☐ nein

Ende der Befragung

Eine kostenlose Beratung ist

- ☐ gewünscht
- ☐ unsicher
- ☐ nicht gewünscht

Vielen Dank für Ihre Teilnahme.

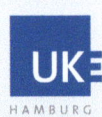

MC	Betreuungskräfte und Unfallversicherungsträger

MC 1) Wie erfolgt die Beauftragung der Fachkraft für Arbeitssicherheit?

☐ außerbetrieblich
☐ über den Träger unseres Unternehmens
☐ anders ....
☐ unsicher

MC 2) Gab es Schwierigkeiten eine Fachkraft für Arbeitssicherheit zu finden?

☐ ja, weil..
☐ unsicher
☐ nein

MC 3) Wie zufrieden sind Sie mit der Betreuungsleistung Ihrer Fachkraft für Arbeitssicherheit?

☐ zufrieden
☐ teils, teils
☐ unzufrieden

MC 4) Wie erfolgt die betriebsärztliche Betreuung?

☐ außerbetrieblich
☐ über den Träger unseres Unternehmens
☐ anders ....
☐ unsicher

MC 5) Gab es Schwierigkeiten einen Betriebsarzt zu finden?

☐ ja, weil..
☐ unsicher
☐ nein

MC 6) Wie zufrieden sind Sie mit der Betreuungsleistung Ihres Betriebsarztes?

☐ zufrieden
☐ teils, teils
☐ unzufrieden

MC 7) Wurden im Unternehmen Sicherheitsbeauftragte benannt?

☐ ja
☐ unsicher
☐ nein
      Grund ....

MC 8) Würden Sie es gut finden, wenn Ihr Unfallversicherungsträger Sie bei der Suche nach einer betriebsärztlichen und sicherheitstechnischen Betreuung konkret unterstützt und Ihnen passende Dienstleistungen anbietet?

☐ ja, weil ....
☐ unsicher
☐ nein, weil ....

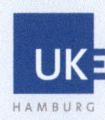

MC 9) Würden Sie es gut finden, wenn Ihr Mitgliedsbeitrag bei Ihrem Unfallversicherungsträger eine betriebsärztliche Betreuung und die Betreuung durch eine Fachkraft für Arbeitssicherheit beinhalten würden?

☐ ja
☐ unsicher
☐ nein

MC 10) **Fragen und Ergänzungen** (Was fehlt?/Was wünschen Sie sich?)

....

....

....

....

Eine kostenlose Beratung ist

☐ gewünscht
☐ unsicher
☐ nicht gewünscht

Vielen Dank für Ihre Teilnahme.

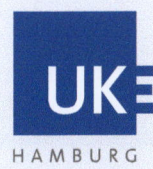

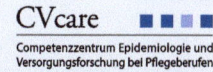

Anhang für den Interviewer

1	Verschlüsselung Anlassbetreuung: Anlässe der Inanspruchnahme

Frage KB 1.4; KB 2.4/MB 2.4: *Was war der Anlass für die Inanspruchnahme?*

1. Technische Veränderungen und sicherheitstechnische Überprüfung
2. Organisatorische Veränderungen
3. Gesundheit der Mitarbeiter
4. Umgang mit Gefahrstoffen

1 Planung, Errichtung und Änderung von Betriebsanlagen.

1 Einführung neuer Arbeitsmittel, die erhöhtes Gefährdungspotenzial zur Folge haben.

1 Durchführung sicherheitstechnischer Überprüfungen und Beurteilungen von Anlagen, Arbeitssystemen und Arbeitsverfahren.

2 Grundlegende Änderung von Arbeitsverfahren.

2 Einführung neuer Arbeitsverfahren.

2 Erstellung von Notfall- und Alarmplänen.

2 Eine grundlegende Umgestaltung von Arbeitszeit-, Pausen- und Schichtsystemen.

2 Gestaltung neuer Arbeitsplätze und -abläufe.

3 Beratung der Beschäftigten über besondere Unfall- und Gesundheitsgefahren bei der Arbeit.

3 Untersuchung von Unfällen und Berufskrankheiten.

3 Die Erforderlichkeit der Durchführung arbeitsmedizinischer Vorsorgeuntersuchungen, Beurteilungen und Beratungen.

3 Suchterkrankungen, die ein gefährdungsfreies Arbeiten beeinträchtigen.

3 Fragen des Arbeitsplatzwechsels sowie der Eingliederung und Wiedereingliederung behinderter Menschen und der (Wieder-) Eingliederung von Rehabilitanden.

3 Die Häufung gesundheitlicher Probleme.

3 Das Auftreten posttraumatischer Belastungszustände.

3 Das Auftreten von Gewaltübergriffen und Überfallgeschehen.

4 Einführung neuer Arbeitsstoffe bzw. Gefahrstoffe, die ein erhöhtes Gefährdungs- potenzial zur Folge haben.

(Quelle DGUV Vorschrift 2)

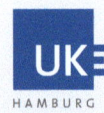

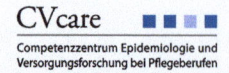

Anhang für den Interviewer, Seite 2

2	Verschlüsselung Gefährdungsbeurteilung

Frage KA 12 und MA 12: *Welche inhaltliche Fragestellung wurde bearbeitet?*

1. Arbeitsplatzgestaltung (1, 3, 4)
2. Physikalische Einwirkungen (2)
3. Chemische Einwirkungen (2)
4. Biologische Einwirkungen (2)
5. Qualifikation der Beschäftigten (5)
6. Psychische Belastungen (6)

Eine Gefährdung kann sich insbesondere ergeben durch:

1. Die Gestaltung und die Einrichtung der Arbeitsstätte und des Arbeitsplatzes.
2. Physikalische, chemische und biologische Einwirkungen.
3. Die Gestaltung, die Auswahl und den Einsatz von Arbeitsmitteln, insbesondere von Arbeitsstoffen, Maschinen, Geräten und Anlagen sowie den Umgang damit.
4. Die Gestaltung von Arbeits- und Fertigungsverfahren, Arbeitsabläufen und Arbeitszeit und deren Zusammenwirken.
5. unzureichende Qualifikation und Unterweisung der Beschäftigten.
6. Psychische Belastungen bei der Arbeit.

(Quelle: Arbeitsschutzgesetz, §5 Abs.3)

3	Verschlüsselung Leistungen der Grundbetreuung

Frage KB 1.2, MB 1.2: *Hat Ihr Unternehmen in den letzten 5 Jahren Leistungen der Grundbetreuung in Anspruch genommen?*

1. Unterstützung bei der Gefährdungsbeurteilung (1)
2. Unterstützung bei grundlegenden Maßnahmen der Arbeitsgestaltung (2,3)
3. Unterstützung des Betriebes bei der Organisation und Integration des Arbeitsschutzes (4, 5, 6, 7, 8, 9).

Die Grundbetreuung umfasst folgende Aufgabenfelder:

1. Unterstützung bei der Gefährdungsbeurteilung (Beurteilung Arbeitsbedingungen).
2. Unterstützung bei grundlegenden Maßnahmen der Arbeitsgestaltung – Verhältnisprävention.
3. Unterstützung bei der Schaffung einer geeigneten Organisation und Integration in die Führungstätigkeit.
4. Untersuchung nach Ereignissen.
5. Allgemeine Beratung von Arbeitgebern und Führungskräften, betrieblichen Interessenvertretungen, Beschäftigten.
6. Erstellung von Dokumentationen, Erfüllung von Meldepflichten.
7. Mitwirken in betrieblichen Besprechungen.
8. Selbstorganisation.

(Quelle DGUV Vorschrift 2)

Telefoninterview Befragung Klein- und Mittelbetriebe

Unternehmen Nummer:_____

Um welchen Betrieb handelt es sich?
- O   Ambulanter Pflegedienst
- O   Apotheke
- O   Arztpraxis
- O   Friseur
- O   Kindertagesstätte
- O   Kosmetikstudio
- O   Massagepraxis
- O   Physiotherapeutische Praxis
- O   Tierarztpraxis
- O   Zahnarztpraxis
- O   _____

Anruf-versuch	Wochentag mit Datum	Uhrzeit	Anmerkung / Notiz
1.			
2.			
3.			
4.			

Wird ein Interview durchgeführt?
O Ja   ➡   **Weiter Frage 1**
O Nein, weil Ausschlussgründe zutreffen

Aus welchem Grund wird das Interview nicht durchgeführt?
O Keine Kontaktaufnahme nach 4 Anrufen
O Teilnahme verweigert
O Person mit Kenntnissen zum Thema nicht erreichbar (Auskunft über Arbeitskollegen)
O Sonstiges_____

Bei Nicht-Teilnahme Ende der Befragung

Interviewpartner: O Männlich   O Weiblich

Frage 1: Anzahl Mitarbeiter: _____

(Betriebsgröße):   O Kleinstbetrieb (Keine MA)

O Kleinbetrieb (1-10 MA)

O Mittelgroßer Betrieb (>10-50 MA)

Frage 2: Welche Betreuungsform wurde für das Unternehmen gewählt?
O   Regelbetreuung   ⇒   **weiter Block KB / MB1**
O   Alternativ-Betreuung (Unternehmermodel)   ⇒   **weiter Block KB / MB1**
O   Keine der genannten Betreuungsformen   ⇒   **weiter Block KB / MB2**
O   Unsicher   ⇒   **Ende der Befragung**

KB / MB 1: Regelbetreuung / Alternativ-Betreuung

**Frage 3: Wir möchten gerne wissen, warum Sie sich für diese Betreuungsform
entschieden haben. Gibt es Vorteile? Gibt es Nachteile?**
(Mehrfachnennungen möglich)

Vorteile:	**Nachteile:**
O Keine genannt	O Keine genannt
O Fachkompetente Ansprechpartner	O _____
O Zeitersparnis	O _____
O Delegation von Aufgaben	O _____
O Kein Konflikt Arbeitgeber / Arbeitnehmer	O_____
O _____	O _____
O _____	O _____

Frage 4: Wie erfolgt die Bereitstellung der Fachkraft für Arbeitssicherheit?
O   Außerbetrieblich
O   Über den Träger unseres Unternehmens
O   Anders _____
O   Unsicher

Frage 5: Gab es Schwierigkeiten eine Fachkraft für Arbeitssicherheit zu finden?
O   Ja, weil _____
O   Unsicher
O   Nein

Frage 6: Wie erfolgt die betriebsärztliche Betreuung?
O   Außerbetrieblich
O   Über den Träger unseres Unternehmens
O   Anders _____
O   Unsicher

Frage 7: Gab es Schwierigkeiten einen Betriebsarzt zu finden?
O   Ja, weil _____
O   Unsicher
O   Nein

Frage 8: Wurde im Unternehmen schon einmal eine Gefährdungsbeurteilung durchgeführt?
O   Ja / Wann zuletzt?_____(Jahr)
O   Unsicher
O   Nein

Frage 9: Wünschen Sie sich mehr Unterstützung von Ihrem Unfallversicherungs-träger bei der Umsetzung des Arbeitsschutzes?
O   Ja, folgende _____
O   Unsicher
O   Nein

Ergänzungen:
_____
_____
_____
_____

Vielen Dank für Ihre Teilnahme.

KB / MB 2: Keine der genannten Betreuungsformen

Frage 3: Aus welchem Grund gibt es in Ihrem Unternehmen keine betriebsärztliche und sicherheitstechnische Betreuung?
(Mehrfachnennungen möglich)

- O   Unsicher
- O   Verpflichtung nicht bekannt
- O   Keine Zeit sich damit zu beschäftigen
- O   Finanzierung nicht möglich
- O   Ansprechpartner nicht bekannt
- O   Betriebliche Hürden für eine Umsetzung:_____
- O   _____
- O   _____

Frage 4: Wünschen Sie sich mehr Unterstützung von Ihrem Unfallversicherungs-träger bei der Umsetzung des Arbeitsschutzes?
- O   Ja, folgende _____
- O   Unsicher
- O   Nein

Ergänzungen:

_____
_____
_____
_____

Vielen Dank für Ihre Teilnahme.